Aljoscha A. Schwarz/Ronald P. Schweppe

Praxisbuch
Tibetische Medizin

Aljoscha A. Schwarz/Ronald P. Schweppe

Praxisbuch Tibetische Medizin

Ganzheitlich behandeln durch Ernährung, Massagen
Meditation und tibetische Arzneimittel

Ludwig

Inhalt

Die Kunst des Heilens 8

Ein prachtvoller Tempel zu Ehren Buddhas.

**Die Grundlagen der
   tibetischen Medizin** 10
**Von Schamanen und
   Gelbmützen** 11
Einflussreicher Nachbar –
   Indien 13
Jenseits der Berge – China 16
Einflüsse aus dem
   Mittelmeerraum 18
Die Geburt der tibetischen
   Medizin 21
Das Goldene Zeitalter der
   Medizin 23
Vom Buddhismus zum
   Lamaismus 26
Die Herrschaft der
   Dalai Lama 28

Der ganze Mensch 32
Die fünf Elemente 34

Die drei Prinzipien 38
rLung – die bewegende Kraft . . . 40
mKhris-pa – die wärmende
   Kraft 42
Bad-kan – die erhaltende Kraft . . 44
Das Energierad – Bild des
   Menschen 47

Die Wurzeln der Krankheit 48
Die erste der
   Vier Edlen Wahrheiten 48
Die zweite der
   Vier Edlen Wahrheiten 49
Die dritte der
   Vier Edlen Wahrheiten 50
Die vierte der
   Vier Edlen Wahrheiten 51
Die drei Fehler 54
Gyu-kyen –
   die Krankheitsauslöser 56

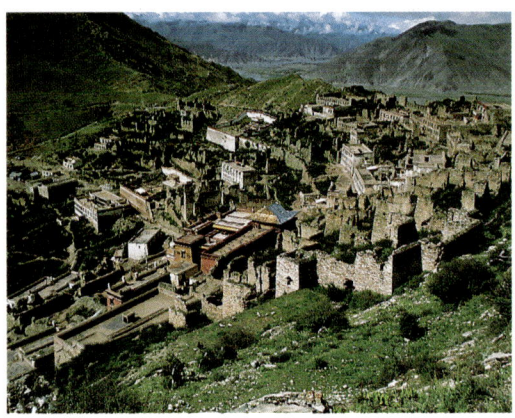

Dharamsala – Sitz des TMI.

Tod und Wiedergeburt –
  Bardo Thödol 62
Die Visionen der
  Todeserfahrung 63
Große Befreiung durch Hören .. 64

Den Menschen verstehen ... 66
Der tibetische Arzt 67

Die Diagnose 70
Sehen, Fühlen und Hören 71
Die Pulsdiagnose 71

Die Patienten werden auch heute noch gemäß der traditionellen Medizin behandelt.

Die Urin- und Zungen-
  diagnose 74
Verhaltensmuster und
  Vorlieben 75

Traumdeutung 76
Was Gesundsein bedeutet 77

Anlage und Entwicklung 78

Tibets Alltag ist vom Buddhismus geprägt.

Sich selbst verstehen 80
**Die sieben Konstitutions-
  typen** 81
Vollkommenheit – das Idealbild . 82
Sturm – der rLung-Typus 83
Wolken – der mKhris-pa-Typus .. 85
Eisen – der Bad-kan-Typus 87
Berg – der mKhris-pa/Bad-kan-
  Typus 89
Mond – der rLung/Bad-kan-
  Typus 91
Sonne – der rLung/Khris-pa-
  Typus 93
Stille – der ausgeglichene
  Typus 95

Inhalt

**Test zur Konstitutions-
   bestimmung** 96
Die Auswertung 100

Den Menschen heilen 102
**Behandlungsformen der
   tibetischen Medizin** 103

Das rechte Verhalten 106
Denken, Fühlen, Handeln 106
Lebensumstände 106
Der Atem 109
Vom richtigen Schritt 111
Der gesunde Schlaf 112
Sexuelles Verhalten 113

Die rechte Ernährung 114
Der Verdauungsprozess 114
Die sechs Geschmacks-
   richtungen 115

Die acht Potenzen 120
Nahrungsmittel und
   Heilmittel 123
Die harmonische
   Ernährung 125

Die Moxibustion gehört in die Hände eines erfahrenen Arztes.

Die kleine Chirurgie 128
Nadelakupunktur 129
Wärmeakupunktur 130
Aderlass 130
Schröpfen 131

**Andere äußerliche
   Therapieformen** 132
Die tibetischen Massageformen . 133
Bäder und Waschungen 137
Umschläge und
   Einreibungen 137

Gewürze bereichern unsere Ernährung.

Inhalt

Meditation und spirituelle Therapie 138
Die Kraft des Geistes 138
Die tibetische Meditation 140
Rituale, Gebete und Mantras .. 146

Die tibetische Kräutermedizin 148
Die Natur heilt 149
Das Sammeln der Heilpflanzen 150
Die Herstellung der Medikamente 152
Die Juwelenpillen 154

Die Herstellung von Medikamenten.

Krankheit und Therapie ... 156
Alltagsbeschwerden tibetisch heilen 157
Arthritis 157
Asthma bronchiale 158

Entspannende Atemübungen bilden einen festen Bestandteil der tibetischen Medizin.

Depressionen 159
Durchfall 160
Erkältung 161
Fieber 162
Hautprobleme 163
Kopfschmerzen 164
Nervosität 165
Schlafstörungen 166
Trägheit 167
Übergewicht 168
Verstopfung 169

Aussprache der tibetischen Worte 170
Glossar 171
Literatur 172
Über dieses Buch 173
Register 174

Die Kunst des Heilens

Die tibetische Medizin betrachtet den Menschen ganzheitlich, sie trennt nicht zwischen körperlichen und seelischen Beschwerden, sondern sieht Gesundheit als eine Frage der richtigen Balance zwischen den inneren und äußeren Faktoren, die unser tägliches Leben bestimmen.

Ein Mensch, dem es nicht gut geht, macht sich auf den Weg zu seinem Arzt. Er erhofft sich, dort guten Rat zu finden und eine Behandlung, die ihm für seine Beschwerden schnelle Besserung und dauerhafte Heilung verschaffen soll. Zwischen Patient und Arzt mag sich dann der folgende Dialog abspielen: »Guten Tag, Herr Doktor!« – »Guten Tag. Was fehlt uns denn? ... Aha ... Ich schreibe Ihnen ein Rezept ... Auf Wiedersehen!« »Auf Wiedersehen, Herr Doktor!«

Diese Kurzzusammenfassung eines typischen Arztbesuchs, der in irgendeiner Praxis in irgendeinem Land im westlichen Kulturkreis so stattfinden mag, macht uns eines verständlich: Es suchen heute immer mehr Menschen, die um ihre Gesundheit besorgt sind und von den Behandlungsweisen der klassischen Schulmedizin mit ihrem mechanistischen Weltbild enttäuscht sind, nach alternativen Heilmethoden. Die Schulmedizin im Westen hat nicht den Menschen als Ganzes im Blick, sondern stets die jeweiligen Symptome. Aus diesem Grund bleiben bei einer schulmedizinischen Behandlung viele Fragen offen, vor allem solche, die den seelisch-geistigen Hintergrund eines Patienten berühren, welcher oft die wahre Ursache einer Krankheit darstellt.

Der Reichtum der asiatischen Heilkünste

Auf der Suche nach Neuem stoßen wir heute wieder auf das Alte und werden dabei insbesondere bei den traditionsreichen asiatischen Heilkünsten fündig. Die in ihnen bewanderten Heiler betrachteten ihre Patienten seit jeher als Einheit von Körper, Seele und Geist und behandelten sie auch demgemäß.

Theorie und Praxis der tibetischen Heilkunst sind in besonderer Weise durch den tibetischen Buddhismus geprägt und werden heute noch so gelehrt.

Eine der faszinierendsten Medizintraditionen finden wir in Tibet, im Hochland des Himalaja. Die tibetische Medizin ist insofern einzigartig, als sich in ihr viele Zweige der Heilkunde aus dem gesamten asiatischen Raum vereinigen: die chinesische, die indisch-ayurvedische, die schamanische – ja, sogar Teile der alten ägyptischen und griechischen Heilkunst. Was die tibetische Medizin jedoch ganz besonders auszeichnet, ist die ihr innewohnende Verbindung von Spiritualität, Philosophie und Naturmedizin; die tibetische Medizin ist untrennbar mit dem tibetischen Buddhismus verbunden.

Der Buddhismus

Der Buddhismus gliedert sich in zwei Hauptrichtungen: den Mahayana-Buddhismus, das »große Fahrzeug«, und den Theravada-Buddhismus, die »Lehre der Alten«. Der Unterschied zwischen beiden Schulen liegt vor allem in der Bewertung der Aufgaben derjenigen, die bereits Erleuchtung erlangt haben. Während Theravada davon ausgeht, dass der spirituelle Weg allein gegangen werden muss, betont Mahayana die Verantwortung der spirituell weiter entwickelten Menschen für ihre Mitmenschen. Der tibetische Buddhismus ist eine Form des Mahayana-Buddhismus.

Der Buddhismus gilt zwar als Religion (die mit ca. 300 Millionen Anhängern viertgrößte Weltreligion), ist jedoch weit eher eine Philosophie, die sich nicht auf jenseitige Mächte, sondern auf den menschlichen Geist bezieht. Der Buddhismus empfindet sich auch nicht als Widerspruch zu modernen Wissenschaften, sondern vertritt sogar die Ansicht, dass sich die Hinterfragung von Grundwahrheiten durchaus auch experimenteller Methoden bedienen kann – wenn diese auch keineswegs das wichtigste oder gar einzige Erkenntnismittel darstellen.

Das wachsende Interesse an den Kulturen Asiens führte in den letzten Jahren zu einer Verbreitung der buddhistischen Lehre auch im Westen.

In Deutschland haben sich die Buddhisten unter dem Dachverband der Deutschen Buddhistischen Union (DBU) mit Sitz in München zusammengeschlossen. In allen deutschsprachigen Ländern, insbesondere aber in der Schweiz (dort leben viele Exiltibeter), ist der tibetische Buddhismus die am häufigsten praktizierte Variante.

Wirkungsvolle Anwendungen für jedermann

Wir wollen Sie in diesem Buch jedoch nicht nur über die tibetische Medizin, ihre Geschichte, ihre theoretischen Grundlagen und ihre Methoden im Einzelnen informieren. Ein besonderes Anliegen ist es uns, zu zeigen, wie jeder von uns praktischen Nutzen aus dem alten Wissen der tibetischen Heilkundigen ziehen kann. Insbesondere die Ernährungslehre, die Ratschläge für die Lebensführung, die tibetische Meditation und die tibetische Energiepunktmassage kann auch der interessierte Laie ohne den zusätzlichen Beistand eines tibetischen Arztes für seine Gesundheit nutzen.

Begleiten Sie uns nun auf eine faszinierende Reise durch die tibetische Medizin, und dringen Sie mit uns ein in die Geheimnisse des gSoba Rig-pa, des Wissens vom Heilen …

Um vom Heilwissen der tibetischen Medizin zu profitieren, muss man kein Buddhist sein. Die wertvollen Hinweise für Lebensführung und Ernährung lassen sich auch in unserem Alltag nutzen.

Aljoscha A. Schwarz
Ronald P. Schweppe

Die Grundlagen der tibetischen Medizin

Im Mythologischen verwurzelt sind die Anfänge der tibetischen Medizin ebenso wie die ihrer großen Vorbilder. Der indische Ayurveda und die traditionelle chinesische Medizin fließen in die Heilkunst des Landes im Himalaja in einer besonderen Kombination mit den schamanischen Ursprüngen der tibetischen Kultur ein – unter dem Einfluss des Buddhismus, der großen Religion des Mitgefühls. Die politischen wie spirituellen Führer Tibets spielen bis heute eine tragende Rolle bei der Weiterentwicklung einer Heilkunde, die dem westlichen Menschen eine lohnende, ganzheitlich orientierte Alternative zur Schulmedizin bieten kann.

Von Schamanen und Gelbmützen

Auf dem Dach der Welt, ganz nahe bei den Göttern der tibetischen Mythologie, liegen die Quellen des Ganges, des Indus, des Jangtsekiang, des Huang-he, des Mekong und des Brahmaputra – das Wasser der großen Ströme Chinas und Indiens nimmt seinen Anfang in Tibet. 4000 Meter über dem Meeresspiegel liegt das Hochland von Tibet, umgeben von den höchsten Bergen der Erde. Kaum ein Ort auf der Welt ist dem Himmel näher, kaum ein Platz abgelegener, und es gibt kaum ein Land, in dem die Urgewalten der Natur die Geschicke der Bewohner so sehr bestimmen.

Eine jahrtausendealte Geschichte

Und doch siedelten schon vor 50000 Jahren Menschen in den Hochtälern Tibets, in jenen Regionen, wo die Sommer warm und die Winter gerade noch erträglich sind. Doch wie diese Menschen dorthin kamen, wer sie waren und wie sie genau lebten, all das verliert sich im Dunkel der fernen Vergangenheit.
Die ersten Zeichen menschlicher Zivilisation in Tibet geben Zeugnis davon, dass auch der Himalaja eine der geheimnisvollen Megalithkulturen barg. Diese entstanden über den ganzen Erdball verstreut, und ihre faszinierenden Anlagen und Kultstätten sind heute noch zu sehen, wie im englischen Stonehenge oder in den steinernen Gesichtern auf den Osterinseln. Aus dieser Zeit, die etwa 3000 Jahre vor unserer Zeitrechnung begann, ist uns nichts überliefert, außer einigen Resten, die sich in Sagen und Mythen verbergen.

Die Bon-Religion ist die vorbuddhistische Religion der Tibeter, die ihren Ursprung in einem dem nordasiatischen Schamanismus verwandten Geisterkult hat. Stark buddhistisch geprägte Ausformungen der Bon-Religion haben sich bis zur heutigen Zeit erhalten.

Schamanen als Vertraute der Naturgeister

Die ersten Tibeter waren wohl Hirten und Nomaden, eine Lebensform, die einige auch heute noch bewahren. Schon in den alten Zeiten verfügten die Menschen im Himalaja über ein volkstümliches Heilwissen, das mündlich von Generation zu Generation überliefert wurde.
Die Heilkundigen der Nomadenvölker waren Schamanen – Heiler, Priester und Vertraute der Naturgeister, deren Aufgaben

darin bestanden, das Wetter vorherzusagen, die Botschaften der Geister, die sich in den Naturgewalten zeigten, auszulegen und vor allem die kleinen und großen Gebrechen von Menschen und Tieren zu heilen.

Himmel, Erde und Dämonen

Im Lauf der Jahrhunderte schlossen sich die verstreuten Nomadenstämme zu größeren Gemeinschaften zusammen. Kleine Fürstentümer entstanden, und es entwickelte sich die Bon-Religion der Tibeter, deren Priester sich Bo-pa nannten. Bon gründet auf jenem uralten schamanischen Wissen der Vorzeit. Die Welt wurde von den Schamanen als ein dreigliedriges System aufgefasst: Himmel, Luft und Erde – die gesamte Natur – waren aus ihrer Sicht von Geistern und Dämonen bevölkert, die besänftigt und freundlich gestimmt werden wollten. Diese Aufgabe kam den Nachfolgern der Schamanen zu: den gShen, den höchsten Lehrern und Meistern. Auch sie waren – wie ihre Vorgänger – gleichzeitig Priester, Naturkundige und Heiler. Krankheit beruhte in ihrer Weltsicht auf einer Disharmonie zwischen Himmel, Luft und Erde – bezogen auf die individuelle Natur ihres Patienten. Die Heilung bestand darin, wieder Harmonie und somit ein Kräftegleichgewicht herzustellen. Gesundung bedeutete daher vor allem Heilung im spirituellen Sinn.

Das durch die Bon-Religion überlieferte Heilwissen der alten Schamanen bildete die Grundlage für die Entstehung der traditionellen tibetischen Medizin, deren Entwicklung vor mehr als 2500 Jahren begann.

Die mystischen Praktiken der Bon-Religion

Der gShen versetzte sich durch Tanz, Gesänge und berauschende Kräuter in Trance und nahm Kontakt mit den Toten auf, die ihm den richtigen Weg wiesen.

Wenn manchem diese Heilpraktiken heute womöglich primitiv erscheinen, so sollte er eines nicht aus den Augen verlieren: Die alte Bon-Religion verfügte über eine sehr lange medizinische Tradition mit schamanischen Ursprüngen. Ihre speziellen Methoden hatten sich weit länger, als es die westliche Medizin von sich behaupten kann, bei der Gesunderhaltung und Heilung des Menschen bewährt.

Legt man der tibetischen Medizin diese Wurzeln zugrunde, so liegen ihre Anfänge mindestens 2500 Jahre in der Vergangenheit. In dieser Zeit wirkten Buddha in Indien, Laotse und Konfuzius in China und Thales in Griechenland.

Aber von diesen Geistesgrößen wussten die Menschen in Tibet, auch die Bo-pa, nichts. Noch nicht.

Einflussreicher Nachbar – Indien

Indien, der riesige Nachbar jenseits der hohen Gipfel im Südwesten, konnte zu jener Zeit, als in Tibet die Bon-Religion entstand, bereits auf eine jahrtausendealte Kulturgeschichte und eine darin eingebettete Heilkunde zurückblicken. Die religiösphilosophische Erfahrungs- und Naturheilkunde, zu der auch die Meditationstechnik Yoga gehört, wurde hier seit Menschengedenken praktiziert.

In den über 3000 Jahre alten Veden, den heiligen Schriften der Brahmanen, finden sich genaue Beschreibungen von Heilverfahren und chirurgischen Eingriffen, sogar von Augenoperationen sowie dem Einsatz künstlicher Gliedmaßen! Die indische Medizin erlebte, wie sich daran ablesen lässt, schon Tausende von Jahren vor unserer Zeitrechnung ihre Blüte, als in unseren Breiten an eine systematische medizinische Versorgung der Menschen noch gar nicht zu denken war.

Der Einfluss der Religion

Der Höhepunkt der indischen Medizin wurde erst später – jedoch nicht durch Einfluss eines Arztes, sondern durch den eines Philosophen und Religionsstifters – erreicht.

Im 6. Jahrhundert v. Chr. wurde dem Sakya-Fürsten Suddhodana und seiner Frau Maya ein Sohn geboren, Gautama Siddharta. Der spätere Religionsstifter, genannt Buddha, »Der Erwachte«, lehrte die Ursachen und die Überwindung des Leidens in der Welt. Seine Lehre des Mitgefühls verbreitete sich über das Land und schließlich den ganzen Kontinent.

»Veda« (sanskr.: »Wissen«) ist die Bezeichnung für die heilige Schriftensammlung der altindischen Kultur, deren Ursprünge bis etwa 1500 v. Chr. zurückreichen.

> ### Gautama Siddharta Buddha (ca. 560–480 v. Chr.)
> Nachdem der im Überfluss und Reichtum lebende Prinz Siddharta eines Tages bei einem Ausflug außerhalb der Mauern des Fürstenhofs einen alten, einen kranken und einen sterbenden Menschen gesehen hatte, wurde ihm erstmals bewusst, dass alles Leben der Vergänglichkeit unterworfen war. Er verliess seine Familie und zog als Asket durch das Land, bis er erkannte, dass auch dieser Weg nicht zur Befreiung führte. So setzte er sich meditierend unter einen Baum – bis er die vollkommene Erleuchtung erlangt hatte und den Weg erkannte, der zur Erlösung vom Leiden führt.

Der Buddhismus zählt – neben dem Islam, dem Christentum und dem Hinduismus – zu den vier größten Weltreligionen. In Tibet ist er fest in das Alltagsleben integriert.

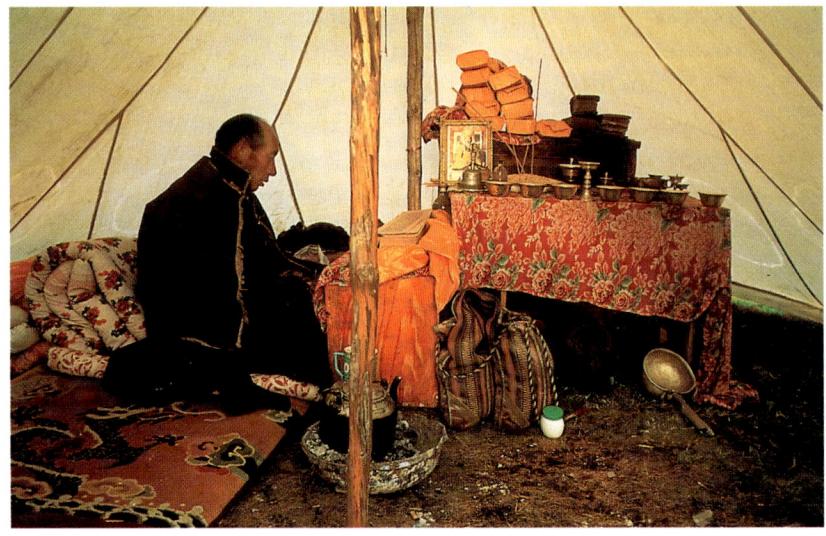

Die buddhistische Lehre

Zahlreiche Schüler sammelten sich um Buddha und nahmen seine Lehre auf. Buddha fasst seine Erkenntnis vor allem in der Lehre der »Vier Edlen Wahrheiten« zusammen. Diese lauten wie folgt:
- Die erste der Vier Edlen Wahrheiten: Alles Leben ist dem Leiden unterworfen.
- Die zweite der Vier Edlen Wahrheiten: Die Ursache allen Leidens ist das Anhaften und die Begierde.
- Die dritte der Vier Edlen Wahrheiten: Das Aufheben der Begierde führt zur Aufhebung des Leidens.
- Die vierte der Vier Edlen Wahrheiten: Der Weg zur Aufhebung des Leidens ist ein achtfacher Pfad – rechtes Denken und rechtes Wollen, rechtes Reden und rechtes Handeln, rechtes Leben und rechte Anschauung, rechte Achtsamkeit und rechte Versenkung.

In der »Predigt von Benares« formulierte Buddha die Grundzüge seiner Lehre, nach der alles in der Welt der Vergänglichkeit unterworfen ist.

Das Leid der Welt

Buddhas Lehre kennt keine Gebote, keine Sünde und keine Strafe. Sie zeigt auf, wie das Leiden in der Welt zustande kommt, weshalb es so untrennbar mit dem Leben verbunden ist und wie es überwunden werden kann. Auf den Einzelnen bezogen bedeutet dies: Durch alles Leid, das ein Mensch durch sein Handeln in die Welt bringt, fügt er letztlich nur sich selbst Schaden zu und findet keine Befreiung. Schlechte Taten tragen somit ihre negativen Folgen bereits in sich. »Tat twam asi« – »Du bist ich«. Mit diesen Worten beschrieb Buddha die Erkenntnis, dass alles mit allem verbunden ist und dass das Leiden jedes Wesens auf der Welt auch sein Leiden ist.

Der Buddhismus ist vom Mitgefühl mit jeder Kreatur durchdrungen. So ist es auch verständlich, dass sich mit der Religion des Mitleids auch die Heilkunde entfaltete und weiterentwickelte. Die Behandlung Kranker gilt im Buddhismus als einer der wichtigsten Wege zur Erleuchtung und zur Befreiung aus dem ewigen Kreislauf des Leidens.

Ayurveda – »Das Wissen vom guten Leben«

Die wichtigste Quelle für die indische Medizin ist der Ayurveda, ein Bestandteil der Veden. Diese ältesten religiösen Schriften des Hinduismus entstanden um 1500 v. Chr. Nach der Legende soll der Schöpfergott Brahma den sieben Weisen in 100 000 Versen diese bis heute gültige Heilkunst offenbart haben.

Obwohl die indische Medizin bereits auf eine lange Tradition zurückblicken konnte, erlebte sie zu Zeiten Buddhas und der Aufzeichnung des Ayurveda eine Neuorientierung. Die ayurvedische Heilkunde wurde wahrscheinlich in buddhistischen Klöstern erstmals systematisiert und schriftlich fixiert. Obwohl sie ihren Ursprung im Hinduismus hatte, fügte sie sich von Anfang an in die buddhistische Lehre ein. Buddhistische Mönche waren es auch, die diese Medizin verbreiteten und schließlich nach Tibet brachten.

Grundlagen des Ayurveda als Vorbild

Die meisten Regeln des Ayurveda beziehen sich auf die Ernährung, mit deren Hilfe das Gleichgewicht von den drei Grundprinzipien Kapha, Pitta und Vata wiederhergestellt werden soll. Wie später noch beschrieben wird, hat die tibetische Medizin dazu ihre Entsprechungen. Auch die Behandlungsweisen durch Pflanzenheilmittel, Massagen, Reinigungskuren usw. sowie die diagnostischen Methoden (Puls-, Urin- und Zungendiagnose) ähneln denen des Ayurveda.

Heute ist Ayurveda nicht nur in seiner Heimat Indien als wirksame Heilkunst anerkannt, sondern wurde 1979 sogar von der WHO (der Weltgesundheitsorganisation) offiziell als Gesundheitskonzept für Entwicklungsländer empfohlen. Ayurveda verbindet Effektivität mit Sparsamkeit der Mittel. In westlichen Ländern erfreut sich Ayurveda ebenfalls zunehmender Beliebtheit.

Nach dem Ayurveda wird das Befinden des Menschen geprägt durch das Wirken der fünf kosmischen Elemente. Jedem der fünf Elemente Feuer, Erde, Wasser, Luft und Raum sind bestimmte körperliche und geistige Eigenschaften zugeordnet, die in der Tätigkeit einzelner Organe ihre Entsprechung finden.

Auch in Deutschland gibt es seit einigen Jahren Ayurveda-Kliniken und Gesundheitszentren, wo insbesondere chronische Krankheiten und psychosomatische Beschwerden sehr erfolgreich behandelt werden.

Jenseits der Berge – China

China, das andere Riesenreich jenseits der Berge im Nordosten, konnte ebenso wie Indien auf eine hoch entwickelte und uralte Heilkunst zurückblicken. Die chinesische Medizin soll auf den sagenumwobenen »Gelben Kaiser«, Huang-Di, und damit auf 3000 Jahre v. Chr. zurückgehen. Dem Kaiser wird das »Nei Jing«, der »Kanon der Medizin«, zugeschrieben. Auch soll er der geistige Vater der Akupunktur sein.

Einwandfreie historische Belege gibt es für diese Zeit nicht. Jedoch fanden Archäologen in 4000 Jahre alten Gräbern Akupunkturnadeln. Das Nei Jing wird heute noch in der traditionellen chinesischen Medizin (TCM) als grundlegendes Lehrbuch verwendet. Geschichtswissenschaftler sind der Ansicht, dass das Nei Jing erst um 500 v. Chr. als Zusammenfassung von seit Menschengedenken mündlich überlieferten Lehren niedergeschrieben wurde.

Die ältesten Belege für ein erstes systematisches Vorgehen gegen Krankheit in China stammen aus dem 11. Jahrhundert v. Chr. Im 3. Jahrhundert v. Chr. begann man mit der systematischen Dokumentation des medizinischen Wissens.

Taoismus und Konfuzianismus

Zu jener Zeit lebten in China zwei bedeutende Männer, die – so unterschiedlich sie auch waren – die chinesische Kultur bis heute geprägt haben. Der eine war Laotse, der Begründer des Taoismus und Verfasser des »Tao Te King«, der andere Konfuzius, auf den das »I Ging«, das »Buch der Wandlungen«, zurückgeht. Keiner der beiden hatte sich in seinem Leben eingehend mit Medizin befasst, und doch beeinflussten sie die chinesische Heilkunde durch ihre einander ergänzenden Konzepte: die Lehre von den fünf Wandlungsphasen, die im I Ging dargelegt ist, und die Vorstellung von Qi. Die Idee der Lebensenergie, die sämtliche körperlichen und geistigen Vorgänge in uns beeinflusst, wurde trotz ihrer weit zurückreichenden Wurzeln entscheidend vom Taoismus geprägt.

Heilmethoden der chinesischen Medizin, wie Akupunktur, bestimmte Massageformen, Diäten, die Atemübungen Qi Gong und die Heilgymnastik Tai Chi Chuan, werden nicht nur bei bereits bestehenden Beschwerden eingesetzt, sondern dienen auch zur Gesunderhaltung und Vorbeugung.

Die chinesische Elementenlehre

Die fünf Wandlungsphasen (Wu Xing) stellen die Beziehungen zwischen den Elementen Feuer, Erde, Metall, Wasser und Holz dar. Es gibt in diesem Zusammenhang zwei Zyklen, die die unumstößlichen Gesetze des Werdens und Vergehens beschreiben. Im Versorgungszyklus verbrennt Feuer das Holz, das zu Erde wird. Erde bringt Metall hervor, Metall fängt Wasser auf, Wasser lässt Holz wachsen.

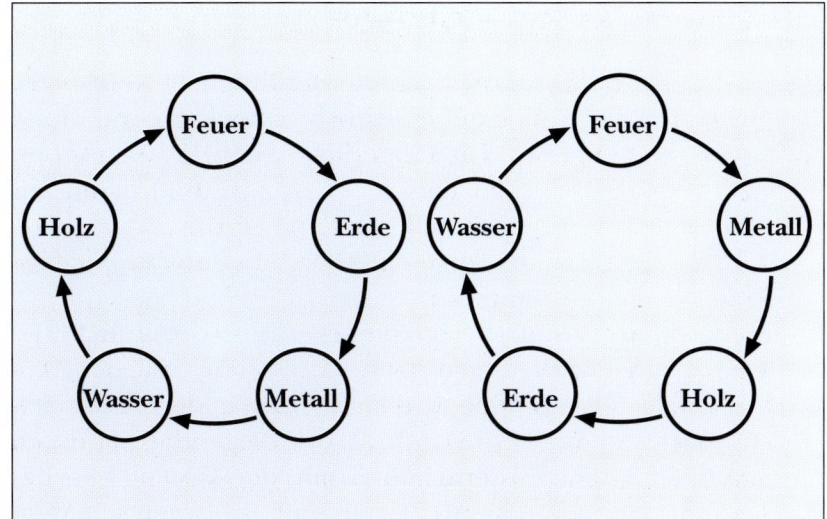

Links ist der Versorgungszyklus dargestellt, rechts der Kontrollzyklus. In der Illustration wird deutlich, welchen Wechselwirkungen die Elemente unterliegen und wie sie sich gegenseitig bedingen.

Im Kontrollzyklus schmilzt Feuer Metall. Metall schneidet Holz. Bäume – also Holz – halten mit ihren Wurzeln die Erde fest und wirken so auf diese ein. Die Erde dämmt den Fluss des Wassers ein und kontrolliert es dadurch in seinem Wirken. Wasser wiederum kann das Feuer löschen, und so schließt sich auch dieser Kreislauf. Hier wird deutlich, dass die Elemente nicht nur auseinander hervorgehen, sondern durch ein sehr fragiles Gleichgewicht auch aufeinander mäßigend bzw. verstärkend wirken.

Die Elementenlehre findet sich nahezu unverändert in der tibetischen Philosophie wieder. In der tibetischen Heilkunde ist sie von zentraler Bedeutung für die Ernährung und die Arzneimittelherstellung.

Das Grundprinzip Qi

Während die Lehre von den fünf Wandlungsphasen bei uns nur Eingeweihten bekannt ist, ist das Qi vor allem durch die chinesische Atem- und Bewegungsmeditation Qi Gong vielen Menschen ein Begriff. Qi Gong bedeutet nichts anderes als Arbeit mit Energie, um diese im gleichmäßigen Fluss zu halten. Schließlich beruht jede Krankheit nach dem Verständnis der traditionellen chinesischen Medizin auf einer Störung im Fluss des Qi (die wiederum durch eine Disharmonie der Elemente zustande kommt). Alle Maßnahmen – sei es nun Akupunktur, Qi Gong oder eine medikamentöse Therapie – haben ein Auflösen der Blockaden oder ein Anregen des Energieflusses zum Ziel.

Jede Energie soll ausgewogen zwischen zwei Polen vorhanden sein. Ist zu viel oder zu wenig Lebensenergie (chin.: »Qi«) vorhanden, wird ein bestimmter Körperteil krank und wirkt sich über die Leitbahnen im Körper (Meridiane) auch auf den übrigen Organismus aus.

Einflüsse aus dem Mittelmeerraum

Doch auch andere Länder und Kulturen, die nicht in direkter Nachbarschaft zu Tibet lagen, nahmen bedeutenden Einfluss auf die sich hier entwickelnde Heilkunde. Dazu gehörten neben dem alten Ägypten auch das antike Griechenland und eine weitere, oft vergessene Hochburg der Medizin – Arabien.

Im 3. Jahrtausend v. Chr. entstanden rege Handelsbeziehungen zwischen dem Nahen Osten und dem westlichen Asien.

Ägypten

In der Hochkultur des alten Ägypten war die Medizin schon vor mehr als 5000 Jahren sehr breit gefächert. Es gab zwei verschiedene generelle Richtungen: Bei schwer zu diagnostizierenden Leiden kam eine magisch-religiöse Heilkunde zur Anwendung, die sehr alte Elemente und teilweise religiöse Rituale umfasste, während eine empirisch-rationale Medizin, die sich auf Erfahrung und Beobachtung stützte, bei äußerlich gut erkennbaren Krankheiten eingesetzt wurde. Augen- und Hauterkrankungen etwa behandelten die altägyptischen Ärzte fast ausschließlich nach Vernunftprinzipien, weil die Krankheitsherde leicht zugänglich waren. Bereits in der 3. Dynastie (ab ca. 2700 v. Chr.) entwickelte sich in Ägypten der Beruf des Arztes als Wissenschaftler, dessen Vorgehensweise sich von der der Zauberer und Priester grundlegend unterschied. Einer der bekanntesten Ärzte der Geschichte war Imhotep, der Arzt, Wesir, Astrologe des Pharaos und Erbauer der Pyramide von Sakhara zugleich war. Ihm wird auch die älteste, leider nicht mehr erhaltene, ägyptische Weisheitslehre zugeschrieben.

Die geistigen Zentren der ägyptischen Frühzeit, in der bereits eine eigene Schrift entwickelt wurde, waren Abydos und Memphis.

Die ärztliche Ausbildung in Ägypten

Die ägyptischen Ärzte hatten eine lange Lehrzeit zu absolvieren. Während dieser erlernten sie die Kunst der Befragung, einem Kernstück der guten Krankheitsdiagnose, die Untersuchung des Körpers des Patienten und die Palpation (das Abtasten des menschlichen Körpers). Auch in der Arzneienkunde mussten die ägyptischen Ärzte bewandert sein. Der Erforschung der pflanzlichen und mineralischen Bestandteile und ihrer jeweiligen Wirkung auf den menschlichen Organismus wurde viel Zeit und Energie gewidmet. Einige Medikamente, die über Jahrtausende hinweg in Ägypten in Gebrauch blieben und teilweise sogar heute noch verordnet werden, wurden damals erstmals erfolgreich angewandt.

Erkenntnisse aus anderen Kulturen

Der ägyptische Einfluss auf Europa

Etwa 1000 Jahre nach dem Wirken des großen Imhotep in Ägypten begann im Mittelmeerraum die Blütezeit der griechischen Kultur. Thales von Milet (ca. 625–546 v. Chr.), nach Aristoteles der Begründer der griechischen Naturphilosophie, war einer der »Sieben Weisen«. So beschäftigte er sich nicht nur mit der Philosophie, sondern auch mit Astronomie und Mathematik. Seine Forschungsreisen trugen ihn u. a. nach Ägypten, von wo er zahlreiche wissenschaftliche Erkenntnisse mit in seine griechische Heimat brachte. Dazu gehörten auch die ägyptischen Errungenschaften der Medizin. Wie bei dem Vorbild Ägypten, so war auch in Griechenland die Medizin anfangs eng mit Magie und Zauberei verknüpft. Doch schon in den Schriften Homers lässt sich ablesen, dass bereits beträchtliche Kenntnisse in der chirurgischen Behandlung von Wunden und anderen Verletzungen vorhanden waren.

Über einen der hellenischen Ärzte in Homers »Ilias«, Machaon, heißt es, er sei Chirurg gewesen. Er habe die Fähigkeit gehabt, »Geschosse aus dem Fleisch zu holen, zu schneiden und alle Wunden zu heilen«.

Die Schule des Hippokrates

Die medizinischen Vorstellungen jener Zeit ähneln zum Teil verblüffend jenen, die auch in Indien, China und später Tibet bestanden. So entstanden Krankheiten nach der Vorstellung des griechischen Philosophen Empedokles durch Störungen des Gleichgewichts der vier Elemente Feuer, Wasser, Erde und Luft (Äther). Bei den Griechen galt Metall nicht als eigenständiges Element.

Eine der berühmtesten Ärzteschulen Griechenlands befand sich auf Kos, der Heimat ihres Gründers Hippokrates (ca. 460–375 v. Chr.). Er gilt als Begründer der wissenschaftlichen Heilkunde. Die Grundlage seiner Physiologie war die Lehre von den vier Körpersäften Blut, gelbe Galle, schwarze Galle und Schleim. Diese Vorstellung kommt der »Lehre von den drei Prinzipien« der tibetischen Medizin sehr nahe.

Alexandria als Hort der Wissenschaft

Im 3. Jahrhundert v. Chr. verlagerte sich das Zentrum der griechischen medizinischen Wissenschaft nach Alexandria in Ägypten, wo es eine berühmte Medizinschule und eine noch berühmtere Bibliothek gab. Weit über 500 000 Handschriften und Buchrollen waren in der alexandrinischen Bibliothek zu finden, darunter fast alle literarischen und wissenschaftlichen Werke der griechischen Antike. Diese wurden bearbeitet, ko-

Hippokrates setzte sich für die exakte Formulierung der Diagnose aufgrund eingehender Beschreibung des Krankheitsbilds ein.

piert und in den Bibliotheken der ganzen bis dahin bekannten Welt verbreitet. Den Abschriften ist es zu verdanken, dass wir einen winzigen Eindruck davon gewinnen können, wie unermesslich der verloren gegangene Wissenschaftsschatz der Antike war. Denn die Bibliothek von Alexandria wurde völlig zerstört, als die Römer ihren Siegeszug über Griechenland und Ägypten antraten. Es ist eine Ironie der Geschichte, dass die damaligen Herrscher der westlichen Welt trotz der Zerstörung bedeutender Zeugnisse menschlichen Wissens die griechische Medizin von Alexandria aus mit in ihre Kultur integrierten.

Arabien wird zur Hochburg der medizinischen Wissenschaft

Einige hundert Jahre später – das römische Weltreich hatte seinen Höhepunkt bereits überschritten – war der wichtigste Arzt seiner Zeit wieder ein Grieche: Galen von Pergamon (129–199 n.Chr.) ist eine der bedeutendsten Gestalten der Medizingeschichte. Seine Werke galten in Europa zum Teil bis ins 19. Jahrhundert als Richtschnur für die medizinische Behandlung.

Während in Europa nach dem Niedergang Roms das so genannte dunkle Zeitalter eingeläutet wurde, wurden im Orient die Wissenschaften gefördert. Zunächst bildeten arabische Übersetzungen aus dem Griechischen die Grundlage für ein medizinisches System. Doch die arabischen Ärzte überholten die Griechen bei weitem. Sie brachten die Medizin zu einer bis dahin nie erreichten Höhe; neue Erkenntnisse über Anatomie und Physiologie, Hygiene, Toxikologie und Augenheilkunde verbreiteten sich durch große arabische Ärzte wie Ibn Sina, genannt Avicenna, im gesamten arabischen Raum.

Die Schriften des Galen von Pergamon fassen die gesamte antike Heilkunde zusammen und gehörten im Mittelalter zur medizinischen Lehrgrundlage.

Der Bezug zur tibetischen Heilkunde

Auch in den Jahrhunderten nach Alexander dem Großen (356–323 v.Chr.), der auf seinem Eroberungszug bis nach Indien und in den Himalaja vorgedrungen war, bestanden Beziehungen des Westens zum Fernen Osten; die Araber hatten nicht nur den Landweg, sondern auch den Seeweg nach China und Indien schon lange vor den Europäern gefunden. Reisende trugen so dazu bei, dass sie das Wissen ihrer eigenen Kultur verbreiteten und das fremder Länder zu sich nach Hause brachten. Tibet hatte noch ein paar Jahre vor sich, bis sich ein reger Austausch zwischen den Kulturen entwickeln konnte.

Die Geburt der tibetischen Medizin

Im 2. Jahrhundert n. Chr., rund 700 Jahre nach Buddhas Tod, herrschte in Tibet der Fürst Nyen Tsen. Eines Tages kamen zwei weise Männer aus dem Land südlich der großen Berge an den Fürstenhof. Es waren buddhistische indische Ärzte, die der Fürst aufnahm. Aus ihrem Mund hörte man in Tibet zum ersten Mal die Lehren Buddhas. Vor allem aber lernten die Leibärzte des Fürsten von ihren indischen Kollegen, die neben der Religion auch die ayurvedische Heilkunde im Reisegepäck hatten, viele medizinische Neuheiten.

Sagenumwoben – der erste tibetische Arzt

Einer der beiden Ärzte soll, so will es die Geschichte, später eine Tochter des Fürsten geheiratet haben. Aus dieser Ehe gingen mehrere Kinder hervor. Eines davon wurde unter den tibetischen Heilkundigen berühmt: Der älteste Sohn der beiden, Dhung-gi Thor-chock, ging gleichzeitig bei seinem Vater und den höchsten gShen in die Lehre. Er wurde schließlich Leibarzt der seinem Großvater nachfolgenden Herrscher. Er gilt als der erste authentische tibetische Arzt. Denn er führte die wichtigsten Diagnose- und Behandlungsmethoden der tibetischen Medizin ein. Dabei verband er die spirituelle Heilkunst der gShen mit den damals bereits hoch entwickelten Methoden der buddhistisch inspirierten indischen Heilkunde.

Alles, was wir über diese Zeit wissen, liegt jedoch mehr oder weniger im sagenhaften Bereich. Schließlich gab es zum Zeitpunkt des Wirkens von Dhung-gi Thor-chock noch keine eigene tibetische Schrift und daher auch keine Möglichkeit zur Aufzeichnung des neuen Wissens.

Tibet wird buddhistisches Königreich

Das ändert sich jedoch, wenn man ein paar Jahrhunderte überspringt. Tibet gewann immer mehr Macht und Einfluss. Im 7. Jahrhundert n. Chr. gedieh das Land im Himalaja unter dem 32. König, sRong bRtsan sGam-po (sprich: Song Tsen Gampo) zur asiatischen Zentralmacht. In dieser Zeit fand ein reger kultureller Austausch zwischen Indien und Tibet statt, und Tibet wurde zum buddhistischen Königreich.

Über die Seidenstrasse bestand Kontakt mit allen wichtigen Staaten und Kulturen Asiens und weit darüber hinaus – bis nach

In Tibet hat die Entwicklung des medizinischen Wissens schon früh durch den Totenkult Unterstützung erfahren. Die Zeremonie verlangte, die Toten vor der Beisetzung zu öffnen. So erwarben Heilkundige eine Vorstellung vom Inneren des menschlichen Körpers. Der Stand ihrer Kenntnisse in der Anatomie und Embryologie wurde im Westen erst Tausende Jahre später erreicht.

Als im Jahr 728 n. Chr. in Tibet eine Zusammenkunft von Ärzten aus China, Nepal, Indien und Persien stattfand, gelangte auch das ägyptisch-griechisch-arabische medizinische Wissen dorthin.

Die Grundlagen der tibetischen Medizin

Die Entwicklung einer eigenen tibetischen Schrift erschloss den Tibetern durch Übersetzungen vor allem Inhalte aus der chinesischen und aus der indischen Kultur.

Osteuropa. Die Verbindung mit der chinesischen Tang-Dynastie gestaltete sich dabei als besonders eng, denn der tibetische König hatte zwei Frauen, von denen eine aus Nepal stammte und die andere eine ehemalige Tang-Prinzessin war. Beide Frauen waren Buddhistinnen und besaßen demgemäß ein großes Interesse an der Heilkunde.

Der wissenschaftliche Austausch beginnt

Auf Anregung seiner klugen, an der Wissenschaft interessierten Frauen lud der König Ärzte aus Indien, China, der Mongolei und Persien ein. Viele fremde Heilkundige besuchten den tibetischen Königshof und brachten ihre Kenntnisse mit. So gelangte nicht nur das medizinische Wissen der näheren Nachbarn ins Land. Auch die Heilkünste Ägyptens und Griechenlands fanden ihren Weg in den Himalaja.

In dieser Zeit wurden auch die Grundzüge der tibetischen Schrift entworfen. Nicht zuletzt waren die Fortschritte in der Heilkunde einer der Auslöser für ihre Entwicklung. Als großem Förderer der medizinischen Wissenschaft lag dem König sehr daran, die neu gewonnenen Kenntnisse zu verbreiten. So ließ er nun von dem Gelehrten Thön-mi Sambotha eine eigene tibetische Schrift entwickeln, deren Zeichen sich an der indischen Sanskritschrift orientierten. Nun konnten die Tibeter die buddhistischen Sutras und die medizinischen Werke aus fernen Ländern in die eigene Sprache übertragen und die eigenen Erkenntnisse schriftlich weitergeben.

Die tibetische Medizin basiert auf vielen jahrhundertealten Erfahrungen, die sich bis heute bewährt haben. Besonders wichtig ist auch immer das Gespräch zwischen Arzt und Patient, bevor eine Diagnose gestellt wird.

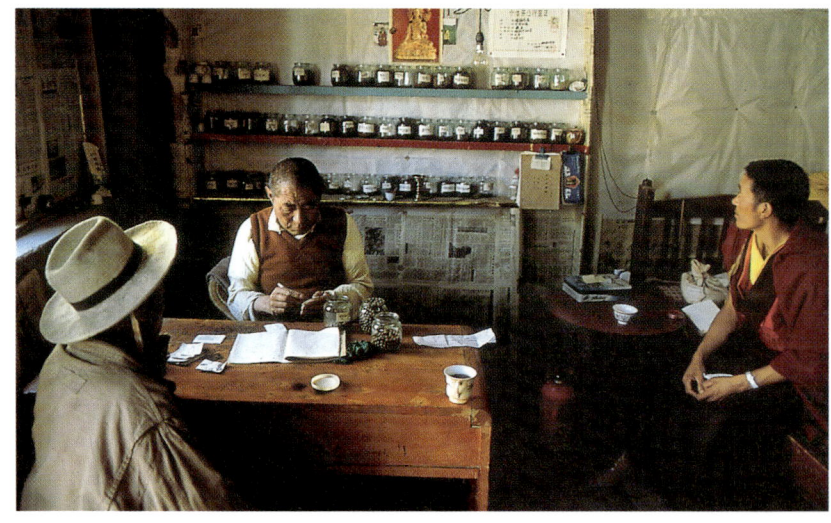

Das Goldene Zeitalter der Medizin

Der Höhepunkt der tibetischen Medizin war erreicht. Sie fand ihre charakteristische, bis heute gültige Form. Buddhismus und Schamanismus, die Lehren Indiens und die Chinas wurden aufgenommen und weiterentwickelt.
Zwei historisch bedeutsame Personen sollten dabei eine wichtige Rolle spielen. Der 37. tibetische König, sRong Deu-tsen (sprich: Trisong Detsen) und Yuthok Yonten Kong-po, der tibetische »Heilige der Medizin«. Beide sollen im Jahr 708 n.Chr. geboren und als Ziehgeschwister miteinander aufgewachsen sein. Beide vereinte im Lauf ihres Lebens ein großes Interesse für die Medizin und den Buddhismus. Unter ihrem fruchtbaren gemeinsamen Wirken wurde der Boden für die tibetische Medizin geebnet, und es konnten hohe wissenschaftliche Ziele erreicht werden.

Im 8. Jahrhundert entstand in Tibet der Lamaismus, der sich aus dem Einfluss des Mahayana-Buddhismus und dem traditionsreichen nordasiatisch geprägten Schamanismus zusammensetzte. Der Name »Lamaismus« ist abgeleitet von der Bezeichnung »bla-ma« (tibet.: »Mönch, Lehrer, der Obere«) für die Mönche dieses Glaubens.

Tibet zieht Heilkundige aus aller Welt an

Yuthok soll bereits als Kind ein so enormes Wissen auf diesen Gebieten besessen haben, dass neun berühmte tibetische Ärzte ihn zu ihrem Meister wählten. Er unternahm Studienreisen nach Indien, China und Nepal, erlernte die Sprachen und die Heilkunde der umliegenden Völker und brachte das neu erworbene Wissen mit nach Hause. Als Yuthok und sein königlicher Altersgenosse 20 Jahre alt waren, beriefen sie eine Versammlung ein, die mit Fug und Recht als erster internationaler Medizinerkongress bezeichnet werden könnte: Ärzte aus China, Indien, der Mongolei, Turkestan, Persien, Nepal und anderen Ländern versammelten sich in Tibet, um Erfahrungen auszutauschen und voneinander zu lernen.

Padmasambhava bildet Vairocana und Yuthok aus

Einer der größten Glücksgriffe des Königs war seine Einladung an einen der bedeutendsten buddhistischen Lehrer seiner Zeit, den Inder Padmasambhava. Der heilige Mann kam der Einladung nach, blieb in Tibet und brachte den Buddhismus im Himalaja zum Erblühen. Die buddhistischen Klöster schossen wie Pilze aus dem Boden.
Über Padmasambhava werden vielerlei Legenden erzählt, und es ist heute schwer zu beurteilen, was davon tatsächlich zutrifft. Einige Tatsachen scheinen jedoch gesichert. Er soll das berühmte »Tibetische Totenbuch«, das »Bardo Thödol« (siehe hierzu

Der indische Buddhist Padmasambhava (»der Lotusgeborene«) kam 777 n. Chr. als Missionar nach Tibet. Er gilt als Begründer des Lamaismus.

auch »Tod und Wiedergeburt – Bardo Thödol«, Seite 62ff.) in die heute bekannte Form gebracht und zwei herausragende Schüler betreut haben. Der berühmte Übersetzer Vairocana folgte ihm aus Indien nach Tibet. Und auch Yuthok Yonten Kong-po, der Ziehbruder des Königs, erwarb sich weitere Kenntnisse durch seinen indischen Lehrer.

Der »Vierteilige Klassiker der Heilkunst«

Beide Schüler des Padmasambhava sollen sich allerdings nur einmal begegnet sein. Dafür erhielt dieses Treffen seinen besonderen Wert in der Geschichte der tibetischen Medizin. Yuthok erhielt aus der Hand des Vairocana die erste in tibetischer Schrift verfasste Version des »rGyud-bzhi« (sprich: Gyushi), des »Vierteiligen Klassikers der Heilkunst«. Jenes Werk stellt bis heute die Grundlage der tibetischen Medizin dar, und jeder tibetische Arzt kennt es auswendig. Mit dem rGyud-bzhi untrennbar verbunden sind die Kommentare von Yuthok Yonten Kong-po. Der unschätzbare Verdienst der beiden Schüler des großen Padmasambhava ist es bis heute, dieses Werk für die tibetische Medizinwissenschaft zugänglich gemacht zu haben.

Der Buddhismus wird unterdrückt

Yuthok erlebte nicht nur die Regierungszeiten der beiden Regenten, die auf den König sRong Deu-tsen folgten, sondern auch die unaufhaltsame Verbreitung des Buddhismus in seinem Heimatland. Er erfreute sich bis ins hohe Alter guter Gesundheit – sicher nicht zuletzt aufgrund seines medizinischen Wissens – und verstarb im biblischen Alter von 125 Jahren.

Kurz nach dem Tod Yuthoks starb auch der buddhistische König Ralpa-can. Es kam zu Unruhen in Tibet. Die alten Adligen und allen voran der neue König Lang Darma, die alle Anhänger der alten Bon-Religion waren, übernahmen die Macht und begannen, den Buddhismus zu bekämpfen und seine Gläubigen systematisch auszurotten. Die Regentschaft des neuen Königs (838–842 n.Chr.) war nur von kurzer Dauer. Doch war es ihm während seiner Herrschaft des Schreckens gelungen, alle buddhistischen Klöster aufzulösen und zahlreiche Mönche zu töten. Auch politisch verlor Tibet seine Einheit, und das Großreich zerfiel in zahlreiche kleine Fürstentümer. Die Periode der Unterdrückung des Buddhismus, die das 9. und 10. Jahrhundert überdauerte, begann.

Tantras sind religiöse Schriften der buddhistischen und hinduistischen Überlieferung. Auch in den medizinischen Tantras wird die Beziehung der Heilkunst zum Buddhismus erläutert.

Auch während der Zeit der Unterdrückung des Buddhismus blieben die religiösen Traditionen in den kleinen Gemeinschaften – vor allem in Teilen Westtibets – lebendig und bildeten von hier aus Keimzellen für eine buddhistische Erneuerung.

Das rGyud-bzhi – Die vier Tantras

- *Das Wurzeltantra:* Das erste Tantra stellt die Grundlagen der tibetischen Medizinlehre dar. Die verschiedenen Krankheiten werden hierbei als Äste dargestellt, die an einem Baum wachsen, der aus drei Wurzeln – den »drei Prinzipien« – entspringt. Rigpe Yeshe, »der Gerechte«, stellt zusammenfassend die grundlegenden Ursachen der Krankheiten, die »Lehre von den drei Prinzipien« sowie die Möglichkeiten der Diagnose dar und erläutert, wie die richtige Behandlung zu erfolgen hat. Grundlage ist das Bemühen, die drei Prinzipien in ein harmonisches Gleichgewicht zu bringen.

- *Das erklärende Tantra:* Im zweiten Tantra werden die Symptome und Ursachen der Krankheiten eingehend erklärt. Dieses Tantra enthält auch die Anatomie und die Physiologie, die Embryologie und die Merkmale, die auf das Nahen des Todes hinweisen. Rigpe Yeshe erläutert, wie Träume zu deuten sind und wie sie auf drohende Krankheiten hinweisen können. Auch magische Praktiken sind hier dargestellt.
Ein Kapitel enthält eine Beschreibung der sieben Konstitutionstypen, die sich aus dem unterschiedlichen Zusammenspiel der drei Prinzipien ergeben.

- *Das Tantra der fünften Essenz:* Das dritte Tantra erörtert die Behandlung verschiedener Krankheiten. Dazu gehören: Erkrankungen der Verdauungsorgane, der Sinnesorgane und der Genitalien, Geistes- und Nervenkrankheiten, Kinder- und Alterskrankheiten sowie alle Beschwerden, die durch Vergiftungen und Verletzungen entstehen.
Besonders wichtig für die tibetische Medizin ist der spezielle Abschnitt, der die enge Beziehung der Heilkunst zum Buddhismus erläutert.

- *Das nachfolgende Tantra:* Im vierten Tantra werden noch einmal die verschiedenen Methoden der Puls- und Urindiagnose aufgegriffen und genau ausgeführt. Außerdem enthält das vierte Tantra Anweisungen für die Herstellung der Arzneimittel sowie die möglichen Methoden des Aderlasses, der Moxibustion und einfacher chirurgischer Techniken. Dieses Buch enthält außerdem teilweise kodierte Geheimlehren, die nicht an Laien weitergegeben werden sollen.

Das Studium der medizinischen Tantras ist Bestandteil der Grundausbildung der tibetischen Medizinstudenten, die vier Jahre lang dauert. Danach praktizieren sie zwei Jahre lang unter Anleitung von erfahrenen Ärzten, bevor sie eigene Patienten betreuen dürfen.

Vom Buddhismus zum Lamaismus

Im 10. Jahrhundert eroberte Nepal einen Teil Tibets. Der nepalesische König Ye-she war ein großer Förderer des Buddhismus und verhalf der Religion nun durch seine Unterstützung dazu, dass sie sich endgültig in Tibet durchsetzte. Um den Buddhismus wieder aufzubauen, sandte der König junge, begabte Männer nach Indien, damit sie dort bei großen buddhistischen Meistern lernten. Einer dieser Schüler erlangte später große Berühmtheit: Rintchen Sangpo (958–1055) sollte im Lauf seines Lebens zahlreiche buddhistische Schriften übersetzen und eine Reihe von Tempeln in Tibet begründen. Nachdem die Grundlagen der Religion wieder geschaffen waren, lud Ye-she zur weiteren Förderung buddhistische Gelehrte ein. Zu ihnen gehörte auch der bengalische Tantriker Atisha. Er reformierte den tibetischen Buddhismus und stellte neue Ordensregeln auf.

Durch die enge Verbindung von buddhistischer Lehre und medizinischer Forschung führte die neue Vorherrschaft des Buddhismus auch zu einem erneuten Aufschwung in der tibetischen Medizin.

Die Zeit Yuthok des Jüngeren

Auch die tibetische Heilkunst schwang sich zu neuer Blüte auf. Dabei spielte besonders Yuthok der Jüngere (1126–1202), der bis heute als der größte tibetische Arzt verehrt wird, eine tragende Rolle. Bereits im Alter von acht Jahren nahm der Hochbegabte ein Medizinstudium auf und übertraf bald alle anderen Schüler. Mit 18 Jahren trat der bereits geachtete Heiler mehrere Reisen nach Indien an, die ihn bis in das damalige Ceylon führten. Zurückgekehrt in seine Heimat, wirkte er als berühmter Arzt, um den sich zahlreiche Legenden und Anekdoten rankten. Bedeutsam sind seine medizinischen Schriften, seine »Geschichte der tibetischen Medizin« und vor allem seine Überarbeitung und Neukommentierung des rGyud-bzhi.

Der Lamaismus entsteht

Erst nach mehr als 200 Jahren konnte sich der schon im 8. Jahrhundert n. Chr. durch Padmasambhava angeregte Lamaismus gegenüber dem Buddhismus in Tibet behaupten.

Durch die Änderung der politischen Verhältnisse im Nachbarland Indien, wo sich der Hinduismus als Volksreligion durchzusetzen begann und islamische Eroberer das Land besetzten, sahen sich viele der großen buddhistischen Lehrer zur Flucht genötigt. In Tibet fanden sie eine neue Heimat, in der man sie willkommen hieß. Unter ihrer Ägide sollte sich der tibetische Lamaismus herausbilden, in dem die schamanische Tradition der Bon-Religion mit dem Buddhismus zu einer neuen Einheit verschmolz.

Auch das Nachbarland China wurde von politischen Veränderungen geschüttelt, die nicht spurlos an Tibet vorübergehen sollten. Kublai Khan (1214–1297), der Enkel des legendären Chinaeroberers Dschingis Khan und Begründer der Yüan-Dynastie, trachtete danach, sein Riesenreich weiter auszudehnen. 1240 eroberte er Tibet und machte den Lamaismus 1249 hier zur Staatsreligion. Der Lama Sakya Pandita wurde zum befristeten Vizekönig ernannt.

Mit der Vereinigung von weltlicher und spiritueller Macht setzten allerdings Machtkämpfe ein, die dazu führten, dass sich der Buddhismus in Tibet in verschiedene Orden spaltete. Als schließlich die Yüan-Dynastie nach 100 Jahren unterging, wurde die politische Lage in Tibet sehr verworren, und jeder Orden versuchte, seinen Einfluss zu vergrößern.

Der Gelbmützenorden wird gegründet

Unter dem Reformer Tsong-kha-pa (1357–1419) erfuhr der tibetische Buddhismus nochmals eine dringend notwendige Erneuerung. Tsong-kha-pa erkannte mit Sorge, dass Magie und weltliche Begierden im Klosterleben eine immer größere Rolle spielten und die Klöster so ihrer Aufgabe der geistigen Führerschaft nicht mehr nachkommen konnten. Er gründete den Dge-lugs-pa-Orden, den »Gelbmützenorden«, der dafür sorgte, dass die alten Vorschriften wieder anerkannt und befolgt wurden. Tsong-kha-pas Lehren zogen Scharen von Mönchen und Laien an. Die drei Klöster, die bis zu seinem Tod entstanden, entwickelten sich zu den wichtigsten spirituellen Zentren.

Altan Khan verleiht den Titel des Dalai Lama

Auch der mongolische Herrscher Altan Khan ließ sich vom dritten Abt des Drepung-Klosters, Sonam Gyatso, zum Buddhismus bekehren. Der Regent verlieh seinem Lehrer daraufhin 1578 den Titel »Dalai Lama«, »Der ozeanweite Lehrer«.

Während es im benachbarten Indien und China schon seit Beginn des 14. Jahrhunderts schlecht um den Buddhismus stand, entwickelte sich Tibet zu einer buddhistischen Theokratie, einem Staat, der von religiösen Führern geleitet wurde. Trotz des Widerstands der immer noch mächtigen Aristokratie im Land gelang es dem Bündnis der Mongolen und dem Dge-lugs-pa-Orden 1642, durchzusetzen, dass der Dalai Lama als Staatsoberhaupt eingesetzt wurde.

Der Name des Gelbmützenordens geht auf die Kopfbedeckung der Mönche zurück, die bei diesem Orden gelb war, im Gegensatz zu den üblicherweise roten Mützen der Lamas.

Der Dalai Lama gilt als Wiedergeburt eines so genannten Bodhisattwa, eines Wesens, das die Erleuchtung bereits erlangt hat. Der Bodhisattwa hat sich aus Mitgefühl dafür entschieden, noch nicht in das Nirwana einzugehen, sondern den anderen Menschen zu helfen, ebenfalls Erleuchtung zu erlangen.

Die Herrschaft der Dalai Lamas

Im 15. Jahrhundert war das Land im Himalaja einerseits durch seine Religion von seinen großen Anrainerstaaten isoliert, andererseits aber auch gefestigt. Auch die Entwicklung der Grundlagen der tibetischen Medizin fand jetzt ihren Abschluss.

Die Regierungszeit des »Großen Fünften«

Lobsang Gyatso erkannte das Potenzial der tibetischen Medizin und gab viele entscheidende Impulse für ihre wissenschaftliche Weiterentwicklung.

Der erste geistliche Führer, der Tibet regierte, war der 5. Dalai Lama, Ngawang Lobsang Gyatso (1617–1682), der so genannte Große Fünfte. Er einte die zerstrittenen weltlichen und religiösen Gruppierungen in Tibet und stabilisierte das Land.

Doch nicht nur seine politischen Maßnahmen waren von Weisheit geprägt; ebenso zukunftsweisend waren die kulturellen Impulse, die von ihm ausgingen. Der Dalai Lama verfasste selbst ein Werk über die Geschichte Tibets, schrieb Texte zu tibetischen Heiligtümern und kultischen Gegenständen, ließ aber auch zahlreiche Klöster renovieren und plante neue Monumentalbauten, u. a. den Potala, der bis heute das weithin sichtbare Wahrzeichen Lhasas ist.

Sein ganz besonderes Interesse galt jedoch der Medizin. Er veranlasste die Übersetzung indischer Lehrbücher der Medizin, förderte die Weiterentwicklung der Arzneienkunde und gründete drei Lehranstalten für Heilkunde. Die tibetische Medizin erlebte einen neuen Höhepunkt.

Ein würdiger Nachfolger – Tsangyang Gyatso

Nach dem Tode des 5. Dalai Lama herrschte der von ihm eingesetzte Regent Diba Tsangyang Gyatso (1653–1706) und führte 15 Jahre lang die Staatsgeschäfte.

Thangkas (tibet.: »flacher Körper«), sind Rollbilder, die neben der Wandmalerei die wichtigste Gattung der lamaistischen Malerei darstellen. Traditionell dienen sie vor allem als Meditationshilfen.

Tsangyang Gyatso gründete auf einen der letzten Wünsche des Großen Fünften hin das Chakpori-Medizin-Institut in Lhasa. Er selbst war wie sein Vorgänger sehr gebildet und vielseitig interessiert und widmete sich auch im Besonderen der Medizin. Er schrieb die wichtigsten Kommentare zum rGyud-bzhi, systematisierte es neu und ließ Thangkas (Rollbilder) anfertigen, die die Lehren des rGyud-bzhi anschaulich erläuterten. Bis heute sind die Ergänzungen und Veränderungen, die Tsangyang Gyatso einführte, unverändert und aktuell. Immer noch bilden die Vier Tantras mit den Kommentaren des Regenten (siehe auch Seite 25) eine der Grundlagen der medizinischen Ausbildung.

Die Dalai Lamas		
I*	Gedün Dupba	1391–1475
II*	Gedün Gyatso	1475–1542
III	Sonam Gyatso	1543–1588
IV	Yonten Gyatso	1589–1617
V	Lobsang Gyatso	1617–1682
VI	Tsangyang Gyatso	1683–1706
VII	Kalsang Gyatso	1708–1757
VIII	Jampal Gyatso	1758–1804
IX	Luntog Gyatso	1806–1815
X	Tsultrim Gyatso	1816–1837
XI	Khedrub Gyatso	1838–1856
XII	Trinley Gyatso	1856–1875
XIII	Thubten Gyatso	1876–1933
XIV	Tenzin Gyatso	1935–heute

* Titel des Dalai Lama posthum verliehen

Schwierige Rolle in Zeiten des Umbruchs – der 13. Dalai Lama

Die Dalai Lamas, die auf den Großen Fünften folgten, konnten es an politischer, geistiger und kultureller Bedeutung kaum mit ihrem Vorgänger aufnehmen.

Ende des 19. Jahrhunderts schließlich wurde das Land von politischen Wirren und wechselnder Fremdherrschaft gebeutelt. Als der 13. Dalai Lama, Thubten Gyatso (1876–1933), im Jahr 1895 sein Amt antrat, beanspruchten die Europäer bereits seit geraumer Zeit Hoheitsrechte in Asien. Er musste 1903 miterleben, wie englische Truppen in Tibet einmarschierten und sein Land unter die Oberhoheit Chinas gestellt wurde. 1909 entsandten die Chinesen ein Heer nach Tibet und setzten ihn ab. An seine Stelle trat nun der von China eingesetzte Pantchen Lama, während er selbst fliehen musste.

In den anschließenden Revolutionswirren und nach dem Sturz der Mandschu-Dynastie konnte China seine Ansprüche auf Tibet jedoch nicht aufrechterhalten. Tibet gewann seine Unabhängigkeit wieder. 1912 kehrte der Dalai Lama zurück und stellte die alte Ordnung im Land wieder her. Für die tibetische Medizin war der 13. Dalai Lama Thubten Gyatso ein Segen: Er gründete das berühmte Meng-tse Khang, das Medizinische und Astrologische Institut von Lhasa.

Das Amt des Pantchen Lama geht auf Lobsang Gyatso zurück. Der Pantchen Lama (»das Lehrjuwel«) sollte als Inkarnation des Buddha Amitabha noch über dem Dalai Lama stehen, was in der Praxis allerdings nicht gelang: Stets wurde der Dalai Lama als wichtiger angesehen.

Die Grundlagen der tibetischen Medizin

Der 14. Dalai Lama wird gefunden

1933 starb der 13. Dalai Lama, und der Regent Reting Rinpoche übernahm die Regierung, bis der neue Dalai Lama gefunden war. Auch die Aufgabe, nach der neuen Inkarnation des Dalai Lama zu suchen, kam dem Regenten zu. Er sammelte Berichte über ungewöhnliche Kinder, befragte Orakel und machte sich dann mit einigen Mönchen auf den Weg. 1939 trafen die mit der Mission beauftragten Mönche mit einem vierjährigen Bauernjungen wieder in Lhasa ein. Der Knabe erhielt den Namen Tenzin Gyatso und begann mit einer sehr breit gefächerten Ausbildung: Lesen und Schreiben, Studium der buddhistischen Schriften, Philosophie und Logik, Astrologie und Kunst, Musik und Sprachen. Schon sehr früh konnte Tenzin Gyatso der Titel »Geshe« (tibet.: »Gelehrter«) verliehen werden.

Aufstand und Exil

Neues Unglück sollte das Land im Himalaja heimsuchen. 1950 marschierte die Rote Armee Mao Tse Tungs ein, und ein Jahr später wurde Tibet offiziell in die Volksrepublik China eingegliedert. Tenzin Gyatso war 15 Jahre alt geworden, und gerade in dieser schwierigen Zeit bestimmte das Orakel, dass er nun die Regierungsgeschäfte übernehmen müsse. Er zeigte sich seines Amts und der damit verbundenen Herausforderungen mehr als würdig. Zwar konnten die politischen Entscheidungen des jungen Dalai Lama die Besetzung Chinas nicht aufheben, doch gelang es ihm, den inneren Frieden für eine Weile aufrechtzuerhalten.

1959 kam es trotz seines mäßigenden Einflusses zu schweren Aufständen, veranlasst durch die Opposition gegen die chinesische Oberhoheit. Der 14. Dalai Lama floh mit 70000 Tibetern im Gefolge nach Dharamsala in Nordindien. Die Aufstände wurden von den Chinesen niedergeschlagen. Die indische Regierung gewährte den Flüchtenden Asyl und half dem Dalai Lama, sich dauerhaft in Dharamsala niederzulassen und bereits 1960 eine tibetische Exilregierung zu gründen. Der Dalai Lama blieb für sein Volk die wichtigste religiöse Symbolfigur, die seither die Interessen Tibets in der ganzen Welt vertritt. Trotz der Gewalt und der Zerstörung, die er und sein Land erfahren haben, tritt der freundliche, bescheidene und humorvolle Dalai Lama seit jeher für eine friedliche Lösung der Konflikte ein. 1989 erhielt er den Friedensnobelpreis.

Nach dem Tod eines Dalai Lama wird ein Kind gesucht, in dem die Person des Dalai Lama erneut wiedergeboren wird. Wenn es mehrere Kandidaten gibt, entscheiden die höchsten Lamas über den Nachfolger. Da der Nachfolger immer ein Kind ist, hat ein Regent so lange die weltliche Macht inne, bis der neue Dalai Lama angemessen auf sein Amt vorbereitet ist.

Seit 1965 ist Tibet autonome Region der Volksrepublik China. Ende der sechziger Jahre wurde die Gesellschaftsordnung im kommunistischen Sinn umgestaltet und die lamaistische Geistlichkeit entmachtet; Klöster wurden zerstört. Die tibetische Medizin darf jedoch aufgrund ihres großen Nutzens weiter praktiziert werden.

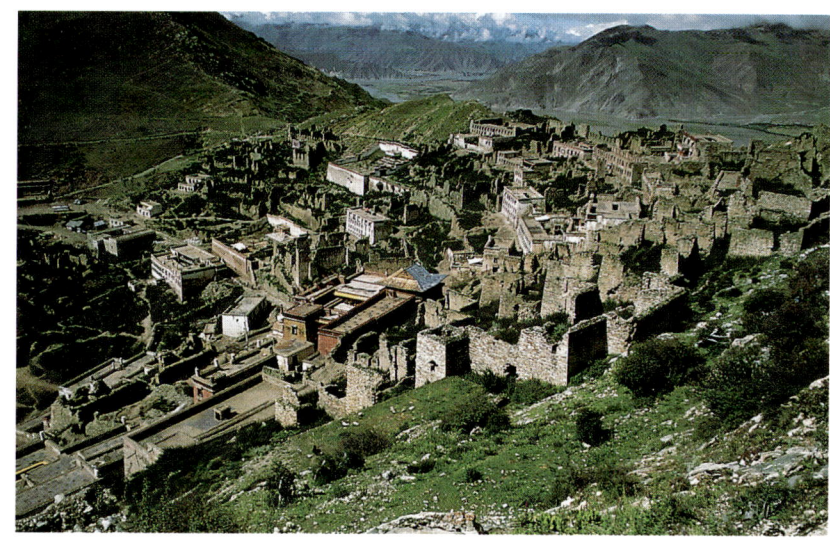

Das indische Dharamsala ist neben Lhasa das Zentrum der überlieferten Heilkunst Tibets. Hier werden auch heute noch die traditionellen Kenntnisse gelehrt und die Patienten demgemäß behandelt.

Das Institut für tibetische Medizin in Dharamsala

Im Jahre 1961, seinem zweiten Jahr im Exil, gründete der Dalai Lama in Dharamsala das »Tibetan Medical Institute«, das 1967 mit der tibetischen Astrologieschule zum »Tibetan Medical & Astro Institute« (TMI) vereint wurde. Seitdem ist das TMI eines der wichtigsten Begegnungszentren des tibetischen Buddhismus und der tibetisch-buddhistischen Medizin.

Außerdem stellt es die einzige Ausbildungsstätte für tibetische Medizin außerhalb Tibets dar. In seiner Forschungsabteilung werden wissenschaftliche Studien zur Wirksamkeit tibetischer Behandlungsweisen durchgeführt, um der tibetischen Medizin auch im naturwissenschaftlich orientierten Westen zu mehr Ansehen und Akzeptanz zu verhelfen. Daneben werden die Studenten des TMI auch in der tibetischen Astrologie unterwiesen, die insbesondere für das Sammeln und die richtige Zubereitung der Heilpflanzen als sehr wichtig angesehen wird. Hier werden auch Heilkräuter und andere Ingredienzen zu tibetischen Arzneien und etwa 200 unterschiedlichen Pillen weiterverarbeitet, die von hier aus in alle Welt versandt werden. Denn nur in Dharamsala und Lhasa werden heute noch alle tibetischen Heilmittel hergestellt.

Das TMI hat heute über 35 Zweigstellenkliniken in Indien und Nepal, wo vor allem in ländlichen Gegenden Kranke nach den Prinzipien der buddhistischen tibetischen Medizin behandelt und betreut werden.

Für die Herstellung von Medikamenten verwendet die tibetische Medizin zu 98 Prozent Heilkräuter. Daneben werden jedoch auch Edelmetalle, Harze, bestimmte Gesteine und Säfte verarbeitet.

Der ganze Mensch

Die tibetische Medizin schöpfte wohl aus mehr Quellen als jedes andere Medizinsystem der Welt: Das Wissen von Schamanen, Philosophen und Weisen sowie von Ärzten aus China, Indien und sogar Europa ist in ihr vereint zum Wissen vom Heilen, dem gSoba Rig-pa.

Immer mehr Menschen wenden sich auf der Suche nach Methoden, die eine Alternative zu dem streng mechanistischen Weltbild der westlichen Medizin darstellen, dem Wissen ihrer Vorfahren zu, vor allem aber auch den medizinischen Traditionen anderer Kulturen.

Die westliche Heilkunde konzentriert sich viel zu einseitig auf körperliche und wissenschaftlich messbare Aspekte des menschlichen Daseins. Diese Einseitigkeit hat durchaus ihre Vorteile: Vorgänge, die gemessen und quantifiziert werden können, liefern verhältnismäßig einfach zu vermittelnde und zu befolgende, standardisierte Behandlungsanweisungen; auch verschafft ein wissenschaftlich nachweisbarer Erfolg ein Gefühl der Sicherheit und der Richtigkeit – sowohl auf Seiten der Ärzte wie auch der Patienten.

Statistik kontra individuelles Krankheitsbild

Allmählich erkennen jedoch auch führende Vertreter der Schulmedizin, dass ihrer Methodik für Diagnose und Behandlung enge Grenzen gesetzt sind und den Vorteilen auch eine ganze Reihe von Nachteilen gegenüberstehen. Zudem wird immer deutlicher, dass die wissenschaftstheoretischen Grundlagen der westlichen Schulmedizin den individuellen Bedürfnissen eines Patienten nach einer genau auf seine Person und seine individuellen Beschwerden abgestimmten Therapie nicht wirklich entsprechen können.

Die tibetische Medizin wird seit mehr als 2500 Jahren praktiziert. Sie gründet sich heute auf einen reichen Erfahrungsschatz, dem immer weitere Erkenntnisse hinzugefügt werden.

Schon die »Beweise« für die Wirksamkeit einer bestimmten Behandlungsweise und einer bestimmten Arznei bei einer bestimmten Krankheit, die die medizinische Wissenschaft einfordert, betreffen nie die Belange des einzelnen Patienten. Zwar werden in langen, äußerst komplizierten und teuren Testreihen statistische Werte ermittelt. Doch sprechen sie nur für die durchschnittliche Wirksamkeit einer Methode. Dabei geht man stillschweigend von der Voraussetzung aus, dass jeder Mensch gleich auf bestimmte Behandlungsweisen reagiert.

Ein weiteres Problem der Schulmedizin und ihrer naturwissenschaftlichen Methodik ist, dass sie die zahlreichen Wechselbeziehungen verschiedener körperlicher Faktoren (Hormone, Nahrungsmittelzusammensetzung, erbliche Veranlagung, Umwelteinflüsse etc.) nicht in vollem Umfang berücksichtigen und einbeziehen kann.

Mechanistisches Weltbild kontra Ganzheitlichkeit

Auch die Wechselwirkung zwischen Körper, Geist und Seele legt die Schulmedizin bei der Entstehung und Therapie von Erkrankungen nicht zugrunde. Die westlich geprägte Heilkunde konzentriert sich ausschließlich auf die »Maschine« Körper, die man mit bestimmten Behandlungen wieder zum Funktionieren bringen, sprich: gesund machen kann. Doch diese Vorgehensweise schlägt oft fehl.

Denn Körper, Seele und Geist wirken stets zusammen. Dies wissen wir nicht nur von ganzheitlich orientierten asiatischen Heilmethoden, die hierzulande in den letzten Jahren einen wahren Boom erleben. Jeder Mensch kann, wenn er genau beobachtet, an sich selbst feststellen, dass jede seelische Regung auch ihre körperliche Auswirkung hat. Denken wir nur einmal an das Gefühl der Scham und die aufsteigende Röte im Gesicht oder an das Gefühl der Nervosität oder Angst und die damit verbundenen feuchten Hände und wackeligen Knie.

Die westliche Medizin betrachtet körperliche und seelische Beschwerden in der Regel isoliert voneinander. In der tibetischen Medizin richten sich Diagnose und Therapie auf den ganzen Menschen.

Gefühle beeinflussen den Gesundheitszustand

Keines dieser an sich harmlosen Gefühle oder Geisteszustände zieht unbedingt eine krankhafte Wirkung nach sich. Doch kann man sich durchaus vorstellen, dass bei häufigem Auftreten von bestimmten seelischen Situationen sich diese auch dem Körper einprägen und ihn verändern können. Bei chronischen körperlichen Erkrankungen, bei denen Patienten neben der medizinischen auch eine psychotherapeutische Behandlung erhalten, wird häufig sehr schnell deutlich, wie jahrelang verdrängte und aufgestaute Gefühle zu bestimmten körperlich spürbaren Beschwerdebildern führen können. Es erscheint also in den meisten Fällen wenig vielversprechend, nur einen einzelnen Aspekt des Menschen zu behandeln und dabei womöglich die eigentlichen Ursachen zu übersehen, zu ignorieren und unbehandelt zu lassen.

Die tibetische Medizin berücksichtigt immer den ganzen Menschen, nicht nur als körperliches, sondern ebenso als fühlendes, denkendes und spirituelles Wesen. Aus diesem Grund ist die tibetische Medizin mehr als eine Heilkunde: Sie ist eine Heilkunst.

Nicht nur die Wechselbeziehungen zwischen Körper, Geist und Seele des Menschen spielen in der tibetischen Medizin eine wichtige Rolle, sondern auch das Verhältnis des Patienten zu seiner Umwelt.

Die fünf Elemente

Die Grundbausteine allen Lebens sind in der tibetischen Weltanschauung »Elemente«. Diese Elemente entsprechen nicht dem Begriff, den wir in der Chemie verwenden. So handelt es sich bei ihnen nicht nur um materielle Bausteine, sondern vielmehr um Wirkkräfte, die das Materielle, das Geistige und deren dynamische Wechselwirkungen betreffen.

Die fünf Elemente sind nicht begrenzt auf die den Menschen umgebende Natur – sie prägen auch seine eigene innere und äußere Befindlichkeit, denn der Mensch ist Teil des Ganzen, das sich aus diesen Elementen und ihrer Energie zusammensetzt.

Das Wissen um die Elemente, ihre Qualitäten und Eigenschaften ist der Schlüssel zum Verständnis der tibetischen Auffassung der Natur, die teilweise der chinesischen Philosophie entlehnt ist. Auf den fünf Elementen basieren alle Wissenschaften, von der Astrologie über die Kosmologie bis zur Medizin. Sie bilden die Grundlage für das Verständnis der Physiologie, der Anatomie, der Pharmakologie und der Ernährungslehre, für die Diagnose und die Auswahl der Therapie.

Die fünf Elemente in der tibetischen Weltsicht

Die fünf Elemente der Tibeter sind Erde, Wasser, Feuer, Luft und Raum. Ohne Erde entsteht nichts, das Element Erde gibt allem die Form. Ohne das Element Wasser besteht kein Zusammenhalt und keine Vermehrung, ohne Feuer gibt es keine Reifung, ohne das Element Luft keine Bewegung, ohne Raum keine Ausdehnung. Sein, Werden und Wachsen – alles ist vom Zusammenspiel der fünf Elemente abhängig.

Die verschiedenen Aspekte der Elemente

Das tibetische System der Elemente und der psychophysischen Prinzipien folgt nicht dem linearen Denken des Westens. Für den Asiaten steht die Synthese, das Zusammenwirken verschiedener Faktoren und Zusammenhänge im Vordergrund.

Jedes der Elemente hat einen positiven und einen negativen Aspekt, der förderlich bzw. hemmend wirken kann. Darüber hinaus hat jedes Element einen äußeren und einen inneren Aspekt. Vereinfacht gesprochen, verkörpert der äußere Aspekt das Materielle, während der innere das Geistige oder das dynamische Prinzip betrifft.

Element	Grundprinzip
Erde	Formgebung
Wasser	Zusammenhalt
Feuer	Reifung
Luft	Bewegung
Raum	Ausdehnung

Für die Gesundheit eines Lebewesens ist nun die Harmonie der Elemente von größter Bedeutung. Wenn sowohl im Äußeren als auch im Inneren der negative Aspekt eines Elements überwiegt, kommt es zu Beschwerden. Ebenso verhält es sich, wenn ein Element im Übermaß vorhanden ist oder daran Mangel besteht.

Die Elemente sind zwar theoretisch zu unterscheiden, doch sind ihre Grenzen nicht greifbar. Kein Element tritt isoliert auf; alle Elemente zusammen bilden ein großes Ganzes, das Eines ist. Was sollte Wachstum sein, wenn es sich nicht auf eine Form bezieht, die wächst? Wie könnte es eine Form geben, die sich nicht auch zugleich im Raum ausdehnt? Ist ein Raum vorstellbar ohne Inhalt, ohne auch nur einen Gedanken, der diesen Raum mit seinem Geist erfüllt?

Nicht nur die speziellen Eigenschaften der Elemente sind entscheidend, sondern auch die Wirkungen, die durch ihre Wechselbeziehungen entstehen.

Erde

Das Element Erde (tibet.: »sa«) steht für den festen, materiellen Aspekt des Seins. Es ist das Substanzielle und Beständige, dasjenige, das Form verleiht.

Im körperlichen Bereich findet es sich in allen harten, trockenen, festen Strukturen wieder: Knochen, Knorpel, Nägel, Muskeln, Sehnen, Haut und Haare werden dem Erdelement zugeschrieben. Darüber hinaus wirkt es wachstumsfördernd. Nahrungsmittel, bei denen das Element Erde vorherrscht, unterstützen den Aufbau des Körpers.

Im geistig-seelischen Bereich festigt das Erdelement die innere Einstellung und die seelische Haltung. Im positiven Sinn fördert es die Beständigkeit und Verlässlichkeit, das Bewahren von geistigen Werten und die Zufriedenheit; auf der anderen Seite begünstigt es unter Umständen ein unangebrachtes Festhalten an unangemessenen Werten, Gefühlen und Denkweisen.

Mit dem Element Erde korrespondieren das Sinnesorgan Nase und die Sinnesqualität Geruch. Alles, was den Geruchssinn stark anspricht, enthält das Erdelement.

Das Element Erde in Nahrungsmitteln, Arzneien, Übungen, Therapien und Verhaltensweisen hilft bei Beschwerden, die durch das Element Luft verursacht wurden.

Wasser

Das Element Wasser (tibet.: »chu«) kennzeichnet das Fliessende und Bewegliche in der Welt und im Leben. Wasser steht für Anpassungsfähigkeit und für das Erfrischende, Lindernde und Feuchte.

Im organischen Bereich hängen alle Körperflüssigkeiten mit dem Wasserelement zusammen: Magensaft, Speichel, Schweiß,

Blut, Gelenkschmiere und das Wasser selbst, aus dem unser Körper zu über 60 Prozent besteht. Wasser ist im materiellen wie im energetischen Sinn notwendig für die reibungslose Funktion sämtlicher Organe.

Im geistig-seelischen Bereich ist das Element Wasser charakteristisch für die Fähigkeit des menschlichen Geistes zur Bewegung, zum Gedankenfluss und dazu, sich vorstellbaren Situationen anpassen zu können. Darüber hinaus fördert es die Intuition und die tiefere spirituelle Einsicht.

Das Sinnesorgan Zunge und somit die Sinnesqualität Geschmack korrespondieren mit dem Element Wasser.

Feuer

Das Element Feuer (tibet.: »me«) steht für den lichtvollen, hellen, wärmenden und aktivierenden Aspekt des Seins. Das Hauptprinzip des Feuerelements ist die Reifung. Es bringt gedankliche Prozesse, Gefühle oder körperliche Vorgänge zu ihrer Vollendung oder ihrem Höhepunkt.

Im körperlichen Bereich stehen die Verdauung und das Aufrechterhalten der Körpertemperatur in Verbindung mit dem Feuerelement. Weiterhin zugeordnet werden ihm die Nerven (die »feuernden« Neuronen), die Netzhaut (die das Licht aufnimmt), der Stoffwechsel (das »Feuer« des Organismus) und die meisten Hormone – vor allem die Schilddrüsenhormone und das Insulin (die für die Verbrennung bestimmter Stoffe verantwortlich sind).

Substanzen und Verhaltensweisen, bei denen das Wasserelement vorherrscht, helfen bei Beschwerden, die durch ein Ungleichgewicht im Feuerelement ausgelöst wurden.

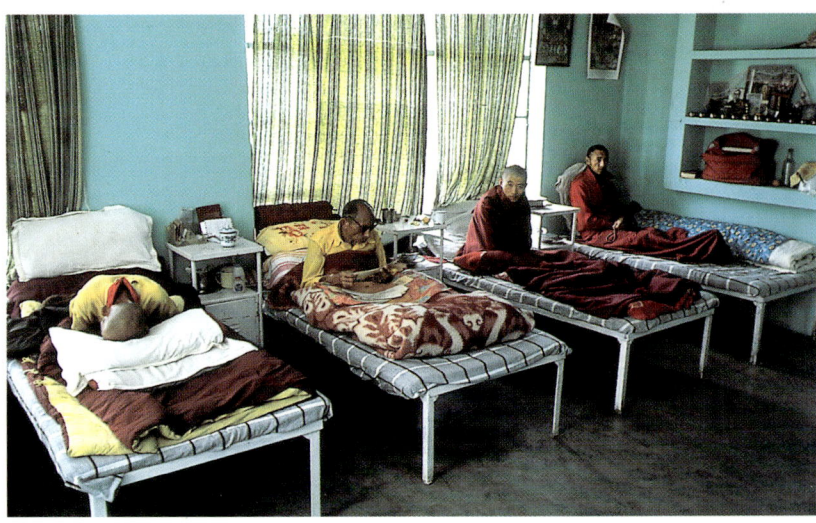

Auch heute wird bei der Behandlung der Krankheiten immer nach dem auslösenden Faktor gesucht. Auch das TMI (Tibetan Medical & Astro Institute) in Dharamsala berücksichtigt dies bei der Therapie der Patienten.

Im geistig-seelischen Bereich korrespondieren Intelligenz und die gedankliche Kraft sowie die Gefühle mit dem Element Feuer. Auch unsere Sprache deutet den Zusammenhang mit dem Feuer an, beispielsweise dann, wenn ein emotionaler Mensch als Hitzkopf oder heißblütig bezeichnet wird, wenn Gedanken Feuer haben oder Zündstoff bieten. Hier zeigen sich auch die beiden Seiten des Feuers: Einerseits ist die Kraft der Begeisterung und der Gedanken positiv zu bewerten; andererseits hat das Feurige auch einen zerstörerischen Aspekt, denn »heiße« Gefühle ziehen oft unbedachte, nicht wieder gutzumachende Handlungen nach sich.

Das Feuerelement in Form von Nahrungsmitteln, Medikamenten und Verhaltensweisen hilft bei Beschwerden, die durch das Element Wasser (und teilweise auch Erde) verursacht wurden.

Die Augen und auch die Sinnesqualität Sehen sowie das Denken (als geistige Betrachtungs- und Sichtweise) hängen mit dem Element Feuer zusammen.

Luft

Das Element Luft (tibet.: »rLung«) steht für Ausdehnung und Bewegung. Das Element erleichtert die Verteilung der Energien. Im körperlichen Bereich werden so alle Muskelbewegungen dem Luftelement zugeordnet. Doch nicht nur die äußerlich sichtbaren Bewegungen der Skelettmuskulatur, sondern auch die Darmbewegung, die Herztätigkeit und die Atmung stehen mit dem Luftelement in Verbindung. Im geistig-seelischen Bereich korrespondiert die Kreativität, die Fähigkeit, neue Erfahrungen zu machen und die Beweglichkeit der Gedanken mit dem Element Luft.

Das Element Luft wirkt Beschwerden entgegen, die durch die Elemente Feuer, Erde und Wasser verursacht wurden.

Der Tastsinn und seine verschiedenen Organe, insbesondere aber die Hand und die Finger, werden ebenfalls dem Element Luft zugeordnet.

Raum

Das fünfte Element, Raum (tibet.: »nankhu«) ermöglicht das Wirken der anderen Elemente: Erst durch ihre Ausdehnung im Raum gewinnen die anderen Elemente Realität.
Im körperlichen Bereich werden die Hohlorgane, der Bauchraum, der Brustraum, die Gefäße und der Darm dem Element Raum zugeordnet.

Der Raum enthält die »Essenz« der anderen Elemente, die sich gemeinsam in ihm entfalten.

Ganz allgemein entspricht das Zusammenspiel von Körper, Geist und Seele dem raumgebenden Element.
Das Ohr und die Sinnesqualität Hören sowie die Sprache werden ebenfalls mit dem fünften Element assoziiert.

Die drei Prinzipien

Bei jedem Menschen stehen die drei Prinzipien in einem ganz speziellen Verhältnis zueinander und prägen seine körperliche Konstitution, seine Erfahrungen und sein Bewusstsein.

Auf den fünf Elementen ist die gesamte Welt errichtet, so auch der menschliche Körper und Geist. Im Menschen treten die Elemente als drei Prinzipien – rLung, mKhris-pa und Bad-kan – in Erscheinung. Sie bilden den Rahmen für das Verständnis der tibetischen Medizin und Psychologie. Für die verschiedenen Diagnoseformen und Therapien sind sie ebenso wichtig und grundlegend wie in der westlichen Medizin die Anatomie und Physiologie.

Die drei Prinzipien leiten sich von den fünf Elementen ab – und doch sind Elemente und Prinzipien nicht völlig gleichzusetzen. Wir können das Verhältnis der fünf Elemente zu den drei Prinzipien in etwa vergleichen mit dem Verhältnis von Chemie und Physiologie in der westlichen Medizin.

Der Vergleich mit der griechischen Säftelehre

Die drei Prinzipien sind, wie die fünf Elemente, nicht materiell zu sehen; es sind vielmehr psychophysische Energien, die in Wechselwirkung zueinander stehen und sich gegenseitig beeinflussen. Aufgrund dieser immer wirksamen Abläufe entsteht die Vielfältigkeit des menschlichen Geists, des Körpers, der Charaktere und Konstitutionen.

Auch die ersten griechischen Philosophen, Mediziner und Mathematiker vertraten eine Elementenlehre, auf der die Definition kosmischer Prinzipien aufbaute.

Oft werden rLung, mKhris-pa und Bad-kan in Anlehnung an die griechische Säftelehre mit den Begriffen »Wind«, »Galle« und »Schleim« übersetzt. Auch die Griechen gingen von Grundkräften aus, die zwar an die Körpersäfte gebunden waren, aber durchaus auch eine psychische Komponente enthielten: So sind uns bei der Unterscheidung der menschlichen Temperamente die Begriffe »Choleriker« (griech.: »cholé«, Galle) oder »Phlegmatiker« (griech.: »phlegma«, Schleim) sowie »Sanguiniker« (lat.: »sanguis«, Blut) geläufig.

Drei Prinzipien	Fünf Elemente
rLung	Luft, Raum
mKhris-pa	Feuer, Raum
Bad-kan	Erde, Wasser, Raum

Tibetische Medizin	Griechische Säftelehre	Ayurveda	Westliche Medizin
rLung	Blut/sanguis	Vata	Metabolismus
mKhris-pa	Galle/cholé	Pitta	Katabolismus
Bad-kan	Schleim/phlegma	Kapha	Anabolismus

Der Vergleich mit den ayurvedischen Grundprinzipien

Eine noch deutlichere Analogie der drei Prinzipien besteht indes zu den drei Regelkreisen (sanskr.: »doshas«) des Ayurveda: Vata, Pitta und Kapha. Aller Wahrscheinlichkeit nach haben die Tibeter ihre Einteilung in drei lebenswirksame Grundprinzipien von den indischen Weisen übernommen. Dennoch kann man die indischen und tibetischen Bezeichnungen nicht einfach gleichsetzen.

Der indische Ayurveda beeinflusste nicht nur die arabische und die griechisch-antike Heilkunst, sondern auch die tibetische Medizin.

Der Vergleich mit Begriffen aus der westlichen Medizin

Überraschend ist vielleicht, dass auch unsere westliche Medizin Begriffe kennt, die zu einem wichtigen Teil – wenn auch nicht ganz – die Bedeutung der drei Prinzipien der tibetischen Medizin wiedergeben: Metabolismus (Stoffwechsel), Katabolismus (Abbaustoffwechsel) und Anabolismus (Aufbaustoffwechsel).

Ein empfindliches Gleichgewicht

Durch das Zusammenwirken der drei Prinzipien entsteht der menschliche Körper. Auch unsere seelische und geistige Verfassung und unser Gesundheitszustand werden dadurch bestimmt. Wenn eines der drei Prinzipien zu stark oder zu schwach ausgeprägt ist, wenn ihre Harmonie gestört ist, kommt es zu Beschwerden.

Die Ursachen für Störungen des inneren Gleichgewichts sind vielfältig: falsche Ernährung, verkehrtes Verhalten (Lebensweise) oder äußere Einflüsse, wie Jahreszeit, Tageszeit oder klimatische Veränderungen. Die drei Energien werden so zu »Fehlern« (tibet.: »nyipa«), die eine Krankheit auslösen. Im positiven Fall können sie uns aber auch, sofern sie durch Meditation und eine angemessene Lebensweise »bereinigt« werden, der Erleuchtung näher bringen. Im tibetischen Buddhismus ist der Körper nicht nur eine Quelle des Leids, er ist auch etwas Heiliges. Er ist das »Fahrzeug«, das uns zur höchsten Erfüllung tragen kann.

Das Bewusstsein vom Wirken der Elemente und vom unaufhörlichen Wandel allen Seins ist nicht nur für den tibetischen Mediziner wichtig, sondern soll auch vom Patienten angestrebt werden.

rLung – die bewegende Kraft

Das Prinzip rLung (sprich: lung) ist in gewisser Weise die wichtigste der drei Energien, auch wenn stets alle drei Grundprinzipien gemeinsam wirken und den körperlichen, geistigen und seelischen Zustand eines Menschen bestimmen. Bedeutsam ist rLung in der tibetischen Medizin nämlich insofern, als die meisten Krankheiten ihren Ursprung in rLung-Störungen haben und über 60 Prozent aller tibetischen Medikamente sich auf rLung beziehen.

Ein Übergewicht von rLung kann Nervosität, Nervenschwäche und Verkrampfungen mit entsprechenden Folgen auslösen.

rLung ist der Träger des Bewusstseins und hat damit beim Menschen eine lenkende, steuernde Funktion, weshalb es gewissermaßen die anderen Energien kontrolliert.

Es korrespondiert mit dem Element Luft, das im Tibetischen ebenfalls rLung heißt, und ist mit sämtlichen Bewegungen verbunden, sei es körperliche Bewegung, die Bewegung der inneren Organe, geistige oder seelische Bewegung.

rLung ist demnach für den Puls und den Herzrhythmus, die Peristaltik (Darmbewegung), die Kontraktion der Gefäße und die Atmung verantwortlich. Aber auch andere Prozesse, die mit Bewegung zu tun haben, sind mit rLung assoziiert, beispielsweise das Frösteln bei Kälte, das Niesen oder Schmerzen, die im Körper zu wandern scheinen. rLung hat seinen Schwerpunkt in der unteren Körperhälfte, ist jedoch aufgrund seiner Beweglichkeit von allen Energien am wenigsten lokalisierbar.

Die wichtigste Funktion von rLung besteht darin, die Bewegungen von Geist, Sprache und Körper zu unterstützen. Die Natur von rLung ist sowohl heiß als auch kalt.

Jedes der drei Energieprinzipien ist noch einmal in fünf Untergruppen geteilt, um noch feinere und detailliertere Unterscheidungen treffen zu können.

sRog-dzhin – bewahrendes rLung

Das bewahrende rLung ist die dominierende Form von rLung, die die anderen rLung-Arten unterstützt. Diese Energie ist mit dem Gehirn verbunden und wird als die Grundlage des Bewusstseins und des Unterbewusstseins angesehen.

Darüber hinaus kontrolliert sie die Sinnesorgane, einschließlich des Denkens, das in der tibetischen Weltanschauung ebenfalls als ein Sinn – für die innere Wahrnehmung – angesehen wird. Das bewahrende rLung ist für die geistige Klarheit und die der inneren und äußeren Wahrnehmung verantwortlich. Außerdem kontrolliert es die Muskelbewegungen, wozu auch das Einatmen gehört.

Gyen-rgyu – aufsteigendes rLung

Das aufsteigende rLung ist am stärksten in der Brust konzentriert. Es ist mit der körperlichen und geistigen Stärke, mit Körper- und Willenskraft assoziiert. Alle nach oben steigenden Bewegungen, beispielsweise das Zurückfließen des Bluts aus den Extremitäten zum Herz hin, der Hustenreflex, das Aufstoßen, das Ausatmen und auch das Sprechen werden dem aufsteigenden rLung zugeordnet. Außerdem kontrolliert es das Gedächtnis und die Konzentrationsfähigkeit.

Khyab-byed – durchdringendes rLung

Am intensivsten ist das durchdringende rLung im Bereich des Herzes konzentriert. Diese rLung-Energie kontrolliert alle öffnenden und schließenden Bewegungen der Augen, der Herzklappen, des Mundes, des Magenein- und -ausgangs und des Afterschließmuskels. Auch die seelischen Bewegungen, die dazu führen, dass wir uns Wahrnehmungen oder Empfindungen öffnen oder verschließen, werden dem durchdringenden rLung zugeordnet. Auf seelischer Ebene hängt daher auch das Gefühl der Lebendigkeit von dieser Energie ab.

Nicht zuletzt mit dem großen Einfluss von rLung auf das Bewusstsein hängt es zusammen, dass die Mehrheit der Beschwerden auf eine Störung des rLung zurückgeführt werden.

Me-mnyam – wärmendes rLung

Das wärmende rLung ist vor allem im Bauch, unserem »Wärmekraftwerk«, lokalisiert. Es kontrolliert und koordiniert die Verdauungsvorgänge und ist für den Prozess der Verteilung und Umwandlung der sechs Grundsubstanzen des Körpers (Blut, Fett, Fleisch, Knochensubstanz, Knochenmark und Sperma) zuständig. Das wärmende rLung wird daher als die aktive, für den Stoffwechsel verantwortliche Energie angesehen.

Thur-sel – absteigendes rLung

Das absteigende rLung hat seinen Konzentrationsschwerpunkt im Beckenraum. Es kontrolliert die Sexualorgane und die Körperausscheidungen. Alle abwärtsgerichteten Bewegungen haben mit dem absteigenden rLung zu tun; das sind neben Vorgängen wie dem Schlucken, dem Einatmen oder dem Transport des Bluts in die Peripherie des Körpers vor allem die Ausscheidung und die körperlichen Vorgänge, die auf die Tätigkeit der Sexualorgane zurückzuführen sind. Dazu gehören die Menstruation bei der Frau, die Geburt eines Kindes und die Ejakulation beim Mann.

Im Wirkungskreis von rLung wird besonders deutlich, dass die Wechselwirkungen zwischen dem Einzelnen und dem Ganzen Teil des Kreislaufs von Werden und Vergehen sind.

mKhris-pa – die wärmende Kraft

Das Prinzip von mKhris-pa (sprich: tripa) wird meist einfach als »Galle« übersetzt, einerseits wohl in Anlehnung an die griechische Säftelehre, andererseits aber auch, weil die Galle der primäre Ausdruck des »Feuers«, der Verdauungsenergie ist: Durch den von der Gallenblase produzierten Gallensaft wird die Nahrung in elementare Teile zersetzt; erst dann kann der Organismus sie verwerten. In der tibetischen Elementenlehre korrespondiert mKhris-pa, da es die wärmende und erhitzende Energie ist, mit dem Element Feuer. In Begriffen der westlichen Medizin entspricht mKhris-pa am ehesten dem Katabolismus (Abbaustoffwechsel).

Von der Wirkung des mKhris-pa sind besonders die reinigenden Organe und Funktionen des menschlichen Körpers abhängig. Ein Ungleichgewicht im Bereich von mKhris-pa trägt deshalb auch leicht zu seelischer Gereiztheit oder zu Überaktionismus bei.

Die beiden wichtigsten Funktionen von mKhris-pa sind die Regulation der Körpertemperatur, also das kontinuierliche Aufrechterhalten der Körperwärme durch einen ständigen Verbrennungsprozess, und auf der anderen Seite die Reinigung der Körpersäfte und geistigen Energien. mKhris-pa in seinen fünf Ausprägungen ist für alle »feurigen«, zerlegenden und wärmenden Vorgänge im Körper und analog auch im seelischen und geistigen Bereich zuständig.

Insbesondere im Blut, in der Schilddrüse, den Schweißdrüsen, der Leber und der Gallenblase sowie im Dünndarm kommt das Prinzip mKhris-pa zum Ausdruck. Der Schwerpunkt von mKhris-pa liegt in der Körpermitte im Bauch, dem Zentrum unserer vitalen Energie.

Auf geistig-seelischer Ebene entsprechen mKhris-pa positive Kräfte wie Intelligenz, rasche Auffassungsgabe, emotionale Wärme und Mut. Andererseits ist es aber auch die Quelle negativer Gefühlszustände wie beispielsweise Aggression, Zorn, Hass, Neid oder Gier.

Wenn mKhris-pa im Gleichgewicht ist, unterstützt es auch das richtige Gefühl für Hunger und Durst.

'Ju-byed – trennendes mKhris-pa

Das trennende mKhris-pa unterstützt alle anderen mKhris-pa-Arten in ihrer Funktion.

Diese Wirkkraft ist vor allem im Zwölffingerdarm (med.: »Duodenum«) lokalisiert. Hierhin gibt das wichtige Stoffwechselorgan Gallenblase seine Gallenflüssigkeit ab, um die aufgenommene Nahrung in kleinste Bestandteile zu spalten. Darin besteht eine der Hauptaufgaben des trennenden mKhris-pa. Die andere ist das Aufrechterhalten der Körperwärme.

sGrub-byed – bewirkendes mKhris-pa

Das bewirkende mKhris-pa ist vor allem im Herzen lokalisiert, dem Mittelpunkt und Ursprungsort der Gefühle. Diese Energie bringt Gedanken, Tätigkeiten und Gefühle zum Abschluss und zur Vollendung. Seelisch-emotionale Kräfte, die dem bewirkenden mKhris-pa entsprechen, sind Selbstvertrauen, sicheres Auftreten, Überzeugungskraft, Mut und Weisheit. Dementsprechend manifestieren sich bei Störungen dieser Energie negative Gefühle wie Hass, Angst oder Gier.

mDang-sgyur – farbgebendes mKhris-pa

Das farbgebende mKhris-pa ist hauptsächlich in der Leber lokalisiert und verleiht den verschiedenen Körperflüssigkeiten ihre Farbe. Auch im geistig-seelischen Bereich ist diese Energie farbgebend, indem sie den unterschiedlichen Gefühlen und Gedanken ihre bestimmte »Färbung« verleiht.

Thong-byed – sehendes mKhris-pa

Das sehende mKhris-pa hat seinen Hauptsitz in den beiden Augen, die das Licht oder, im übertragenen Sinn, das »Feuer« aufnehmen.
Diese Form des mKhris-pa-Prinzips ist daher für die Funktion der Augen und die Sehkraft verantwortlich.
Auch die seelisch-geistige Sicht, also die Einsicht in das Zustandekommen von Problemen oder Gefühlen, sowie die Fähigkeit, sich um Objektivität und Wahrheit zu bemühen, obliegt dem sehenden mKhris-pa.

mDog-sel – klärendes mKhris-pa

Das klärende mKhris-pa ist von allen mKhris-pa-Formen am ausgedehntesten, denn sein Hauptwirkungsort ist die Haut, unser größtes Organ.
Diese Energie sorgt für eine gesunde Tönung der Haut, das Aussehen der Haare, Nägel, Zähne und Augen; sie klärt den Teint und ist dafür verantwortlich, dass unsere Haut ihre vielfältigen Aufgaben erfüllen kann. Dazu gehören die Abwehr von Krankheitserregern, die Regulation der Körpertemperatur und die Hautatmung.
Auch im geistig-seelischen Bereich übt das klärende mKhris-pa seine besondere Funktion aus: Es »klärt« negative Gefühle und ihr Zustandekommen.

Das wärmende, manchmal auch als heiß definierte Prinzip mKhris-pa wird traditionell dem Element Feuer und der Sonne zugeordnet.

Bad-kan – die erhaltende Kraft

Das Prinzip Bad-kan (sprich: wäkän) wird ebenfalls in Analogie zur griechischen Säftelehre, wo es dem Phlegma entspricht, meist mit »Schleim« übersetzt, was uns heute allerdings kaum sinnvolle Anknüpfungspunkte bietet. In der Elementenlehre korrespondieren die Elemente Wasser und Erde mit dem Prinzip Bad-kan und geben Hinweise auf seine Bedeutung. Auch der Begriff »Anabolismus« (Aufbaustoffwechsel) unserer Medizin trifft einen wichtigen Teil der Bedeutung von Bad-kan: Bad-kan ist die Kraft, die den Körper aufbaut und erhält.

Der Schwerpunkt von Bad-kan wird in der tibetischen Medizin im oberen Teil des Körpers gesehen.

Bad-kan ist vor allem mit dem Teil der Verdauung verbunden, der für die Assimilation (Aufnahme) der Nährstoffe verantwortlich ist. Außerdem unterliegt der Kontrolle des erhaltenden Prinzips die Funktion der meisten endokrinen, also in das Blut absondernden Drüsen.

Bad-kan unterstützt die Funktionen der Körperflüssigkeiten sowie die Flexibilität der Gelenke und stärkt die sinnliche und geistige Wahrnehmung.

Grundprinzip der Stofflichkeit

Bad-kan ist in gewisser Weise das Hauptprinzip des stofflichen Körpers, der zum größten Teil aus den Elementen Erde und Wasser besteht. Dies entspricht nicht nur der tibetischen Elementenlehre, sondern auch einer chemisch-physikalischen Sichtweise: So ist das Wasser mit etwa 60 Prozent der Hauptbestandteil des Körpers.

Bad-kan steht gemäß der Bedeutung der Elemente Erde und Wasser für alle stabilisierenden und erhaltenden Vorgänge sowohl in unserem Organismus als auch in unserem Geist und unserer Seele.

Muskeln, Fett, Knochenmark, Sperma und Eizellen werden Bad-kan zugeordnet. Von den verschiedenen Körperregionen und -teilen gehören Brust, Kehle, Zunge, Lunge, Milz, Nieren und Harnblase zu ihm.

In geistig-seelischer Hinsicht hängen Gedächtnis, Konzentrationsfähigkeit und seelische Ruhe, also die Kräfte, die stabilisierend und erhaltend auf unsere Psyche wirken, mit Bad-kan zusammen. Ohne das Gedächtnis gäbe es beispielsweise keine Kontinuität der Persönlichkeit: Vergäßen wir, wer wir gestern waren, wie wir dachten und was wir erlebten, könnten wir auch nicht davon sprechen, derselbe Mensch wie gestern zu sein.

Das Energieprinzip Bad-kan wird dem Wasser und dem Mond zugeordnet. Beschwerden, deren Natur der Arzt als »kalt« erkennt, weisen auf Bad-kan hin.

rTen-byed – unterstützendes Bad-kan

Das unterstützende Bad-kan ist die Hauptform der erhaltenden Kraft und ermöglicht es den anderen Bad-kan-Arten, ihre Funktionen auszuüben. Es ist vor allem in der Brust lokalisiert.

Dieser Energie kommt auf organischer Seite die Aufgabe der Regulation der verschiedenen Körperflüssigkeiten zu. Auch die Kraft des Bindegewebes hängt mit dem unterstützenden Bad-kan zusammen.

Myag-byed – vermischendes Bad-kan

Das vermischende Bad-kan hat seinen Hauptsitz im Bereich des Magens.

Seine Aufgabe ist es, die verschiedenen Nahrungsbestandteile zu mischen und zu einem homogenen Brei zu verflüssigen. Erst in dieser Form können sie vom Organismus weiterverarbeitet und schließlich vom Körper assimiliert und in Energie und Reserven umgewandelt werden.

Die Wirkung des vermischenden Bad-kan beschränkt sich aber nicht nur auf die materielle Nahrung. Auch »geistige« Nahrung, wie Erfahrungen, Wahrnehmungen, Informationen und das Wissen, das wir aufnehmen, werden seinem Funktionskreis zugeordnet. All diese nicht stofflichen Dinge müssen erst durch diese besondere Bad-kan-Energie aufbereitet werden, damit sie unserer Persönlichkeit und unserer Weiterentwicklung wirklich zur Verfügung stehen.

Myong-byed – erfahrendes Bad-kan

Das erfahrende Bad-kan ist besonders der Geschmackswahrnehmung zugeordnet und ist demnach auch vor allem in dem Geschmacksorgan Zunge lokalisiert.

Diese Bad-kan-Energie ermöglicht die differenzierte Unterscheidung der sechs verschiedenen Geschmacksrichtungen (sauer, süß, salzig, bitter, scharf, herb), die für die Gesundheit und die gesunde Ernährung des Menschen, wie wir noch sehen werden, von großer Bedeutung sind.

Auch im geistig-seelischen Bereich ist das erfahrende Bad-kan für die genaue Unterscheidung und Differenzierung von Empfindungen und Emotionen zuständig. Es entspricht damit einem Teil dessen, was wir Intuition oder innere Stimme nennen und womit wir Gefühle und Ahnungen gegenüber einer Situation umschreiben.

Magenprobleme auch chronischer Natur, wie beispielsweise die Gastritis, haben häufig ihre Ursache in einem gestörten vermischenden Bad-kan.

Die Geschmacksrichtungen der verschiedenen Nahrungsmittel haben eine wichtige Bedeutung für eine Ernährung, die die Harmonie zwischen den Elementen fördert oder, falls diese ins Ungleichgewicht geraten ist, dazu beiträgt, das Gleichgewicht wiederherzustellen.

Genauso, wie unser Körper und unsere sinnliche Wahrnehmung auf die Funktionen der einzelnen Organe angewiesen sind, hängt die Funktion jedes Organs vom positiven Zusammenwirken der Prinzipien rLung, mKhris-pa und Bad-kan ab.

Prinzip	Bedeutung	Lokalisation
rLung	sRog-dzhin – bewahrendes rLung	Gehirn
	Gyen-rgyu – aufsteigendes rLung	Brust
	Khyab-byed – durchdringendes rLung	Herz
	Me-mnyam – wärmendes rLung	Bauch
	Thur-sel – absteigendes rLung	Becken
mKhris-pa	'Ju-byed – trennendes mKhris-pa	Duodenum
	sGrub-byed – bewirkendes mKhris-pa	Herz
	mDang-sgyur – farbgebendes mKhris-pa	Leber
	Thong-byed – sehendes mKhris-pa	Augen
	mDog-sel – klärendes mKhris-pa	Haut
Bad-kan	rTen-byed – unterstützendes Bad-kan	Brust
	Myag-byed – vermischendes Bad-kan	Magen
	Myong-byed – erfahrendes Bad-kan	Zunge
	Tsim-byed – befriedigendes Bad-kan	Kopf
	'Byor-byed – verbindendes Bad-kan	Gelenke

Tsim-byed – befriedigendes Bad-kan

Das befriedigende Bad-kan hat eine Kontrollfunktion, und sein Sitz befindet sich im Kopf.

Es überwacht die Funktionen der fünf Sinne (Hören, Sehen, Tasten, Riechen und Schmecken) und ermöglicht damit die Unterscheidung, Bewertung und Koordination unserer verschiedenen Wahrnehmungen.

'Byor-byed – verbindendes Bad-kan

Der Koordination unserer Sinneswahrnehmungen kommt in Bezug auf die Arbeit des Bewusstseins eine besondere Rolle zu, da alle subjektive Wahrnehmung auch stets eine Bewertung einschließt.

Das verbindende Bad-kan ermöglicht den problemlosen Ablauf der Koordination und der Beweglichkeit. Es ist in den Gelenken lokalisiert.

Es ist dort für die »reibungslose« Beweglichkeit der Gelenke und Sehnen verantwortlich und sorgt für die ausreichende Produktion von Gelenkschmiere.

Im geistig-seelischen Bereich ist die Funktion des verbindenden Bad-kan dementsprechend: Es kontrolliert die Verbindungsstellen von Bewusstsein und Unterbewusstsein, Gedanken, Empfindungen und dem Körper und sorgt dafür, dass diese beweglich bleiben und auf neue Reize und Informationen schnell und angemessen reagieren.

Das Energierad – Bild des Menschen

Um die sich uns hier darbietenden komplexen Verhältnisse einer ganzheitlichen Lehre und eines Weltverständnisses zu erfassen, bietet sich das Bild des Energierads an. Es erleichtert uns, die komplizierten und fragilen Zusammenhänge zwischen den Energien und den Prinzipien zu verstehen. Wir können daran gut erkennen, wie sie den Menschen zum einen formen und zum anderen in ihm wirksam sind.

Die Bedeutung eines Energieprinzips für die Vorgänge im Menschen veranschaulicht immer auch zugleich sein Verhältnis zu den Energieprinzipien im natürlichen Gesamtkreislauf des Lebens.

Die Deutung des Energierads

Der Kreis symbolisiert hier die Welt, in die der Mensch gesetzt ist. Seine Umgebung entspricht dem Element Raum, in dem sich die anderen vier Elemente manifestieren können. In seinem Inneren stehen Wasser, Feuer, Erde und Luft miteinander in Wechselwirkung. Der Mensch steht innerhalb der Welt. Im Energierad symbolisiert das gleichschenklige Dreieck innerhalb des Kreises den Menschen und seine Beziehung zu den elementaren Kräften. Dieses Dreieck entsteht durch die Prinzipien rLung, mKhris-pa und Bad-kan, die die tragenden Speichen des Energierads darstellen.

Das im Kreis befindliche gleichseitige Dreieck bildet den Zustand des »idealen Menschen« ab, des vollkommen Erleuchteten und Verwirklichten, des Buddha. Er lebt in Harmonie mit sich selbst und der Welt; alle Elemente sind ausgewogen und nähren und stützen sich gegenseitig.

Das Rad ist rund und beweglich, während die Mitte ruht. Die Speichen stützen es, und die Beziehung zwischen Innen und Außen ist harmonisch. Stehen die Prinzipien jedoch nicht im Gleichgewicht, gerät auch das Verhältnis zum Außen durcheinander: Krankheit und seelisches Leid entstehen.

Die Wurzeln der Krankheit

Die Frage nach der Entstehung von Beschwerden stellt sich in der tibetischen Medizin sehr viel dringlicher als in unserer klassischen Schulmedizin. Denn die Ursache einer Krankheit hat immer auch etwas mit dem Menschen zu tun, der unter ihr leidet, und verschwindet nicht durch einfache Symptombekämpfung.

Die tibetische Medizin ist wie keine andere Heilkunde aus dem asiatischen Raum mit dem Buddhismus verbunden. Nicht nur das bloße heilkundliche Wissen und seine praktische Umsetzung, die Linderung und Befreiung von Leiden ist einer der Wege des gläubigen Buddhisten zur Erleuchtung. Die buddhistische Lehre zeigt auch den Weg auf zu einem wirklichen Verständnis für die Ursachen des Leidens und damit der Entstehung von Krankheit.

Die Lehre des Buddha spricht Herz wie Verstand an. Auf seine Lehre von den »Vier Edlen Wahrheiten« (siehe auch Seite 14) gehen wir an dieser Stelle näher ein.

Die erste der Vier Edlen Wahrheiten

Die Aussage, dass alles Leben dem Leiden unterworfen wäre, erregt zunächst Unverständnis. Ist denn das Leben nicht auch oft wunderschön? Ist die erste der Vier Edlen Wahrheiten daher nicht lediglich eine äußerst pessimistische Sicht der Welt?

Sicher hat das Leben viel Schönes zu bieten. Die Wahrheit vom Leiden im Leben ist nicht so zu verstehen, dass das Leben an sich verneint würde. Im Gegenteil: Erst durch das Leben wird das Erwachen, die Erleuchtung, das höchste Glück ermöglicht. Dass alles Leben grundsätzlich dem Leiden und Mitgefühl unterworfen ist, bedeutet ganz einfach, dass alles Seiende unbeständig und vergänglich ist. Materielle Güter, Gesundheit und auch das Leben selbst sind vergänglich und ständig der Auflösung unterworfen. Das Prinzip der Unbeständigkeit ist das Prinzip des Lebens selbst. Es ist nicht die Krankheit, die zum Tod führt, es ist das Leben, das den Tod beinhaltet.

Nur wer den natürlichen Kreislauf von Werden und Vergehen begreifen möchte, kann sinnvoll danach streben, selbst ein Teil des sich ewig wandelnden Ganzen zu werden.

Wechselhaftigkeit bedeutet Leid

Die Wechselhaftigkeit und Vergänglichkeit des Lebens ist gemeint, wenn es heißt, dass alles Leben dem Leiden unterworfen ist. Alles, was Leid für uns bedeutet, hängt mit der Vergänglichkeit zusammen. Wir leiden, wenn wir uns dieser Vergänglichkeit bewusst werden: Wenn ein geliebter Mensch stirbt, wenn wir von einer Krankheit betroffen sind, wenn wir etwas, das uns wertvoll ist, verlieren.

Inwiefern aber hängt die Vergänglichkeit nun konkret mit dem als Leiden erfahrenen Leben zusammen?

Die zweite der Vier Edlen Wahrheiten beleuchtet die genauen Ursachen des Leidens. Dabei stellt sich heraus, dass die Vergänglichkeit nicht die eigentliche Ursache des Leidens ist: Die Unbeständigkeit ist an sich nur eine Tatsache. Es bedarf also noch eines weiteren Faktors, um erklären zu können, wie das Leiden im Leben verursacht wird.

Die zweite der Vier Edlen Wahrheiten

Die Ursache allen Leidens, lehrt Buddha, ist das Anhaften und die Begierde. Erst der Widerstand, den wir in Form von Wünschen und Begierden dem unabänderlichen Gesetz des stetigen Wandels allen Lebens entgegensetzen, bewirkt das Leiden. Wenn wir an etwas hängen und ihm »anhaften«, wenn wir etwas begehren, werden wir die Nichterfüllung unserer Wünsche als leidvoll erleben.

Der Brief eines Fremden an einen Fremden wird, wenn er verloren geht oder vernichtet wird, keinerlei Leid oder Trauer in uns verursachen. Aber unser Herz hängt an dem letzten Brief eines lieben Freundes. Seinen Verlust werden wir als leidvoll erfahren. Dabei ist also nicht der Verlust an sich leidvoll, sondern unser Festhalten an dem vergänglichen Objekt, zu dem wir einen Bezug haben. Unser Handeln ist es letztlich, das das Leid für uns erst in vollem Umfang erlebbar macht.

Buddhismus und tibetische Medizin

Die zweite der Vier Edlen Wahrheiten ist für die tibetische Medizin von zentraler Bedeutung. Sie macht die Erkenntnis der Wurzeln der Krankheit möglich. Nicht nur allein die Begierde, sondern noch zwei weitere Ursachen für das Leiden beinhaltet die zweite Wahrheit: Wüssten wir im Innersten, dass das Anhaften und die Begierde die Ursache des Leidens sind, würden wir das Anhaften und die Begierde nach Kräften vermeiden. Doch Unwissenheit und Illusionen über die tatsächlichen Gegebenhei-

Die Wechselhaftigkeit und Vergänglichkeit des Lebens kann der Mensch nicht ändern. Aber wir können eine gesunde und konstruktive Haltung dazu gewinnen.

Die Wahrheiten, die Buddha formulierte, gelten auch für den tibetischen Arzt. Sie sind nicht nur richtungsgebend für sein eigenes Dasein, sondern gehören auch zur Grundlage der Diagnose.

ten des Lebens verhindern die Einsicht in diese tieferen Zusammenhänge. Auch die Unwissenheit ist somit eine der Ursachen für Leid und Krankheit. Schließlich folgt aus der Nichterfüllung der Begierde eine innere Disharmonie. Moderne Psychologen würden von Frustration sprechen, die Aggression oder gar Hass nach sich zieht. Die Aggression ist also ebenfalls eine Ursache des Leidens.

Im Buddhismus gibt es kein dauerhaftes »Selbst«. Der Glaube an die Existenz einer unvergänglichen Seele ebenso wie die Vorstellung von der Materie entstehen durch Täuschungen.

Die dritte der Vier Edlen Wahrheiten

Nachdem die ersten beiden der Vier Edlen Wahrheiten mit der Ergründung der Ursachen für das Leid im Leben befasst sind, bietet sich in den letzten beiden Wahrheiten ein Ausweg an, wie sich der Mensch aus dem ewigen Kreislauf des Leidens befreien kann. Da die erste Ursache des Leidens die Begierde ist, folgt daraus, dass das Aufheben der Begierde zur Aufhebung des Leidens führt.

Das ist einfacher gesagt als getan. Vielen von uns wird es unmöglich erscheinen, sich vom Wünschen, vom Hoffen, vom Hang zu materiellen oder immateriellen Gütern zu befreien. Ist nicht das Wünschen, Hoffen, Begehren etwas ganz Menschliches? Können wir denn unsere Wünsche und Hoffnungen aufgeben, ohne uns dabei selbst zu verlieren? Heißt nicht das Aufgeben von Wünschen, Hoffnungen und Sehnsüchten, letztlich der tiefsten Verzweiflung, oder zumindest einer vollkommenen Lethargie anheimzufallen?

Wie wir unser »Ich« definieren

Hier kommt ein Problem zum Vorschein, das vor allem den Menschen betrifft, der sich ganz mit seinem Besitz, seinen Wünschen und seinem Begehren identifiziert. Er erlebt sein Getrennt-Sein von der Welt als besonders stark und versucht sich diese mittels seiner Besitztümer einzuverleiben. Wenn wir unser Ich jedoch ausschließlich über sein Haben und sein Wollen definieren, dann ist es tatsächlich so, dass die Befreiung von der Begierde und vom Anhaften an bestimmten Dingen einem Verlust unseres Ich gleichkommt. Doch das Wesen des Menschen beinhaltet mehr als Haben und Wollen, es ist vielmehr Sein und Werden. Dieses Sein ist erst erlebbar, wenn wir uns wieder eins fühlen mit allem, was lebt, wenn wir in uns ruhen.

In diesem Zusammenhang sollten wir uns einmal die folgenden Fragen stellen: Haben unsere Wünsche und unser Haften an Dingen denn wirklich Realität? Bringen uns unsere Wünsche unserer Erfüllung, unserem Lebensglück näher?

Jeder Besitz bringt doch gleichzeitig die Sorge um seinen möglichen Verlust mit sich. Jeder Wunsch ist zur selben Zeit Ausdruck eines als Leid empfundenen Mangels, und jede Erfüllung zieht Begehren nach neuen Dingen nach sich.

Die Auflösung der Disharmonie

Das Getrennt-Sein von der Welt, in der wir leben, erzeugt eine Spannung, eine Disharmonie, die wir aufzulösen streben. Der Irrweg, den so viele Menschen gehen, besteht darin, sich möglichst viel von der Welt einzuverleiben: an Besitz, an Macht, an Wissen. Ein anderer Irrweg, den die Asketen aller Glaubensrichtungen einschlagen, liegt darin, die Welt und sich selbst zu verleugnen, was ebenfalls zu einem Verlust des Gleichgewichts zwischen Innen und Außen führen muss.

Erkennen und akzeptieren wir die Vergänglichkeit, und setzen wir ihr nicht den Wunsch der Unveränderlichkeit und Beständigkeit des Besitzens oder Nicht-Besitzens entgegen, so können wir Befreiung vom Leiden erlangen.

Die vierte der Vier Edlen Wahrheiten

Buddha geht nun der Frage nach, wie denn der Weg zur Aufhebung des Leidens beschaffen ist. Er lehrt in diesem Zusammenhang den so genannten achtfachen Pfad. Dieser Weg, den man durchaus als Anleitung für das richtige Leben begreifen kann, besteht aus dem rechten Denken und rechten Wollen, dem rechten Reden, rechten Handeln, rechten Leben, der rechten Anschauung, rechten Achtsamkeit und rechten Versenkung. Mit dieser Wahrheit geht die Philosophie Buddhas über das rein Gedankliche hinaus und wird zur lebenspraktischen Lehre, die den Weg zur endgültigen Befreiung vom Leiden weist.

Der achtfache Pfad – rechtes Denken

Das rechte Denken meint nichts anderes als das Loslassen von Gedanken, die Begierden, Aggressionen und negative Regungen zum Inhalt haben und diese damit Wirklichkeit werden las-

Das Streben ist dem tibetischen Buddhisten nicht fremd. Doch er strebt nicht nach materiellen Dingen, sondern nach einer Befreiung vom Materiellen, da es ihm die Wahrnehmung der Wirklichkeit verstellt.

Die buddhistische Einsicht, dass der Mensch sich in seiner ganzen Lebensführung kontinuierlich darum bemühen sollte sich als Teil des ewigen Wandlungsprozesses zu begreifen, kommt auch in den Verhaltensregeln der tibetischen Medizin zum Tragen.

sen. Hasserfüllte und neidvolle Gedanken, Überlegungen, wie wir jemanden übervorteilen können sowie andere Vorstellungen dieser Art schaden uns letztlich nur. Wir tun gut daran, sie nicht weiter zu verfolgen.

Rechtes Wollen

Das rechte Wollen betrifft unsere Wünsche, Hoffnungen und Ziele. Sinnvoll ist es, diese so zu formulieren, dass sie uns der Befreiung vom Leiden näher bringen. Dabei sollte es sich wohl weniger um das neue Auto oder das prall gefüllte Bankkonto handeln. Stattdessen sollte uns der Wunsch beseelen, nicht nur unser Leben, sondern auch das unserer Mitwelt erfüllter und mit mehr Mitgefühl zu gestalten.

Neid, Missgunst, Missachtung und Ignoranz zeugen nicht nur von einer fehlerhaften Wahrnehmung, sondern verhindern auch, dass Körper und Geist gesunden können, weil die Vorstellung vom harmonischen Ganzen nicht visualisiert werden kann.

Rechtes Reden

Es ist durchaus förderlich, wenn wir all unsere Worte mit Bedacht wählen und nichts Unnötiges, Unwahres oder Boshaftes aussprechen. Nicht nur anderen, sondern auch uns selbst schaden wir, wenn wir uns gedankenlos an Geschwätz und Tratsch über Nachbarn, Kollegen, Verwandte, Freunde oder Fremde beteiligen. Worte, die wir aussprechen, setzen sich in unserem Geist fest, festigen negative Gedanken und Gefühle und bringen uns immer ein Stück von unserem Weg zur Befreiung und Erleuchtung ab.

Rechtes Handeln

In all unseren Handlungen sollte sich Mitgefühl mit allen Lebewesen, die uns umgeben, ausdrücken. Auch wenn wir in unserem Denken und Reden das Mitleiden und -fühlen mit unseren Mitmenschen verwirklichen, wenn wir unsere Wünsche auf die richtigen Ziele richten, so ist das doch gering zu achten, solange es sich nicht auch in unseren Handlungen ausdrückt. Wenn wir stattdessen achtlos an einem leidenden Wesen vorbeigehen oder auf eine andere Weise dem, was wir denken, wollen und sprechen, nicht gerecht werden, so fehlt uns das rechte Handeln.

Die Gedanken und die Gefühle eines Menschen tragen ebenso zu seiner Haltung und damit zu seinem Befinden bei wie seine anderen Handlungen.

Rechtes Leben

Rechtes Leben heißt, all das bisher Ausgeführte in seinem Leben zu verwirklichen, unabhängig davon, ob es andere Menschen in unserem Leben bemerken oder gutheißen. Wenn wir in der Lage sind, von unserem Überfluss abzugeben, so ist es weniger wichtig, dass andere davon erfahren und uns deshalb bewundern; wichtig ist allein, dass das Mitgefühl auf ganz natürliche und selbstverständliche Weise zu unserem täglichen Leben und unserem Verständnis gehört.

Rechte Anschauung

Die rechte Gesinnung und Anschauung ist notwendig, damit wir das Richtige in unserem Leben auch anstreben und bereit dazu sind, es von innen heraus zu wollen. Schließlich sehen wir immer nur das, was wir sehen möchten. Die äußere, sich uns darstellende Welt ist zum größten Teil das Produkt unserer Anschauung. Lernen wir, die Welt mit mitfühlendem Herzen und ohne egoistische Gedanken zu sehen, so werden unsere Taten, unsere Wünsche und unser Leben eher zur Befreiung vom Leiden führen, als wenn wir unserer Umwelt täglich mit Verachtung, Gleichgültigkeit und Blindheit gegenüberstehen.

Vereinfacht gesagt, ist die Haltung, die wir unserer Umwelt gegenüber einnehmen, immer auch die wirkliche Haltung uns selbst gegenüber.

Rechte Achtsamkeit

Die rechte Achtsamkeit ist die Voraussetzung für rechtes Denken, Wollen, Reden, Handeln und Leben. Wir müssen uns dabei nur die folgende Überlegung vergegenwärtigen: Wenn wir uns treiben lassen und nicht bewusst nach den oben gesetzten Maßstäben leben, können wir auch nicht auf rechte Weise leben. All unseren guten Vorsätzen zum Trotz werden sich alte Gewohnheiten, Verhaltens- und Denkmuster verstohlen in den Vordergrund drängen und unser Leben von neuem bestimmen. Ohne die rechte Achtsamkeit gegenüber uns selbst wird unser Bemühen, Befreiung zu erlangen, zunichte gemacht.

Rechte Versenkung

Mit der rechten Versenkung ist nichts anderes gemeint als die Meditation. Sie erst ermöglicht es uns ganz, die Befreiung vom Leiden selbst zu erfahren. Wer mit dem Meditieren beginnt, wird die Befreiung zunächst nur für Augenblicke erfahren, dann jedoch, mit regelmäßiger Übung, für immer längere Zeit. In der Meditation können wir eine wirkliche Vorstellung davon erhalten, was »Befreiung«, was »Eins-Sein mit der Welt« bedeutet. Wir erleben durch sie, wie sehr wir im Alltag in Illusionen und Täuschungen befangen sind und wie wir uns von ihnen lösen können. Ohne Meditation werden wir die Befreiung vom Leiden nicht erreichen.

Meditation schärft die Wahrnehmung für das Wesentliche und hilft einem dabei, sich von Täuschungen und Illusionen zu entfernen.

Die drei Fehler

Das Zusammenwirken der drei Prinzipien – rLung, mKhris-pa und Bad-kan – bestimmt nicht zuletzt die Konstitution des einzelnen Menschen.

Befinden sie sich im Gleichgewicht, so sind sie eine Quelle der Gesundheit, der Selbstverwirklichung und des körperlich-seelischen Wohlbefindens. Ist indes die empfindliche Harmonie der Prinzipien gestört, treten Krankheit, Verirrung und Leiden zutage. In diesen Fällen spricht die tibetische Medizin auch von den drei Fehlern.

Kurzfristig können bestimmte Jahreszeiten, falsche Ernährung und falsches Verhalten die drei Prinzipien aus dem Gleichgewicht bringen. Langfristige Ursachen sind die drei Gifte des Geistes.

Die drei Fehler und ihre Beziehung zu rLung, mKhris-pa und Bad-kan hängen auf unterster Ebene mit den drei Giften des Geistes, den letzten Ursachen von Leid und Krankheit, zusammen: Unwissenheit und Illusion sind mit Bad-kan verbunden, Begierde mit rLung und Aggression mit mKhris-pa.

Den drei Fehlern liegen jedoch nicht nur unterschiedliche Ursachen zugrunde. Sie haben auch verschiedene Auslöser und ziehen jeweils andere Folgen nach sich.

rLung-Störungen

Die Energie rLung ist mit dem Beckenbereich assoziiert und führt am häufigsten zu Krankheiten, die im unteren Bereich des Körpers angesiedelt sind. Die Kanäle für rLung sind Herz, Knochen, Ohren, Haut, Dickdarm, Schweißdrüsen sowie die einzelnen Nervenbahnen. Über diese Kanäle kommt es bei ungünstigen Einflüssen zu rLung-Störungen. Sie zeigen sich beispielsweise in Herzkrankheiten, Hautproblemen, Verdauungsbeschwerden, Ohrenschmerzen, Wahrnehmungsstörungen und seelischen Krankheiten.

Die so genannten letzten Ursachen von Leiden und Krankheiten sind Unwissenheit und Illusion (tibet.: »gTimug«), Anhaften und Begierde (tibet.: »sDog-chags«), Aggression und Hass (tibet.: »Zhe-sdag«). Wenn sie über längere Zeit auf uns einwirken, entstehen Beschwerden, die einen langen Heilungsprozess und viel Einsicht von Seiten des Patienten erfordern.

mKhris-pa-Störungen

Die Energie mKhris-pa ist mit der Leber assoziiert. Krankheiten, die mit mKhris-pa zu tun haben, sind im mittleren Bereich des Körpers angesiedelt. Die Kanäle und Stoffe, über die bei ungünstigen Einflüssen mKhris-pa gestört wird, sind Augen, Leber, Gallenblase, Dünndarm, Muskulatur sowie Fett, Knochenmark, Stuhl und Urin. Krankheiten, die vor allem durch eine Störung von mKhris-pa zustande kommen, sind dann u. a. Hepatitis, Leberzirrhose, Gallenblasenleiden sowie verschiedene Blut- und Augenkrankheiten.

Unwissenheit, Begierde und Aggression

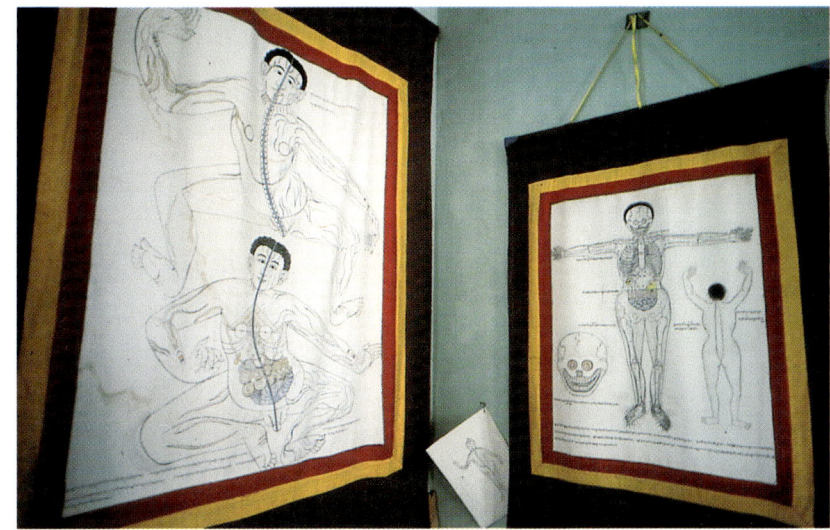

Die verschiedenen Krankheitsursachen und -symptome werden auch heute noch auf Stoffmalereien dargestellt und dienen tibetischen Medizinern als Orientierungshilfen.

Bad-kan-Störungen

Die Energie Bad-kan ist mit dem Gehirn assoziiert. Bad-kan-Krankheiten sind im oberen Bereich des Körpers angesiedelt. Die Kanäle, über die es zu Störungen von Bad-kan kommt, sind Nase, Zunge, Lunge, Milz, Magen, Nieren und Harnblase. Störungen in Bad-kan führen zu Krankheiten wie beispielsweise Asthma und anderen Atemwegserkrankungen, Unfruchtbarkeit, Impotenz, Magenbeschwerden, Nieren- und Nierenbeckenbeschwerden, Hormonstörungen sowie Beschwerden der Harnblase und der Prostata.

Der theoretische Hintergrund der tibetischen Medizin

Bis hierher bewegen wir uns immer noch in einem Bereich, der sehr stark von der Theorie der tibetischen Medizin geprägt ist. Für das Verständnis der tibetischen Medizin sind die Beziehungen zwischen den drei Fehlern und den verschiedenen Kanälen, über die es zu Störungen, also Krankheiten, kommt, jedoch besonders wichtig. Ohne dieses Wissen werden die Zusammenhänge nicht deutlich und die komplizierten Behandlungsmethoden nicht völlig verständlich.
Wenn wir nun über die unmittelbaren Auslöser der Krankheiten sprechen, wird es schon viel konkreter und praktischer werden, und es zeigt sich, wie umfassend das Verständnis der tibetischen Medizin für die Entstehung und auch die Auflösung von Krankheit ist.

Die tibetische Medizin unterscheidet insgesamt acht verschiedene unmittelbare Krankheitsauslöser (tibet.: »Gyu-kyen«).

Gyu-kyen – die Krankheitsauslöser

Die unmittelbaren Auslöser, die zu Störungen in den drei Energien rLung, mKhris-pa und Bad-kan und damit zur Manifestation von Krankheiten, Leiden und Beschwerden führen, sind vielfältig, aber nicht unüberschaubar. Wir wollen uns die acht unmittelbaren Krankheitsauslöser nun etwas genauer ansehen:

- Unangemessenes Denken
- Unangemessene Ernährung
- Unangemessenes Verhalten
- Alter und Konstitution
- Ungünstiges Klima
- Ungünstige kosmische Einflüsse
- Ungünstiges Karma
- »Dämonen«

Der Energiefluss kann durch die eigene Lebenshaltung, durch die persönliche Konstitution, aber auch durch negative Einflüsse gestört werden.

Unangemessenes Denken

Der erste Auslöser für Krankheiten, den die tibetische Medizin nennt, mag für viele Menschen, die bislang nur die westliche Schulmedizin kennen, eine Überraschung sein: Wie kann unangemessenes Denken zu Krankheiten führen? Tatsächlich ist das Denken ein wichtiger Auslöser für viele Krankheiten. Es gibt nur wenige Beschwerden, bei deren Entstehung die Denkweise keine Rolle spielt!

Zunächst einmal hat unangemessenes Denken Konsequenzen für unsere Lebensweise, unser Verhalten und unser Empfinden. Wenn wir beispielsweise der Überzeugung sind, dass wir eine unangenehme, überlastende Arbeit ausführen müssen, werden wir uns Stress aufbürden. Denken wir, dass wir abnehmen wollen und dazu eine strenge Diät einhalten müssten, so werden wir uns möglicherweise falsch ernähren. Denken wir, dass wir voller Fehler oder weniger wert als andere Menschen seien, wird sich dies ebenfalls auf unser Wohlbefinden negativ auswirken.

In unserer Kultur werden die Zeichen, die Denken und Fühlen im Körper hinterlassen, oft zunächst an Äußerlichkeiten bemerkt. Sie werden z. B. artikuliert in Feststellungen wie, er (oder sie) sehe »verbittert« oder »wie vom Ehrgeiz zerfressen« aus.

Doch unangemessenes Denken wirkt auch direkt auf unseren Körper. Was die psychosomatisch orientierte Medizin und die Psychoneuroimmunologie bei uns erst jetzt herausfinden, weiß die tibetische Medizin schon seit langer Zeit: Gedanken können ganz direkt unser Immunsystem beeinflussen. Negative, im Unterbewusstsein Stress erzeugende und unser Selbstbild verletzende Gedanken ziehen häufig körperliche und seelische Probleme nach sich.

Indem wir unsere Gedanken jedoch auf Positives und Konstruktives richten, werden wir dem Krankheitsauslöser »unangemessenes Denken« entgegenwirken können.
Im Kapitel »Meditation und spirituelle Therapie« wird diese Thematik praxisnah behandelt (siehe Seite 138ff.).

Unangemessene Ernährung

Während das unangemessene Denken als Krankheitsauslöser für einige Menschen zunächst überraschend sein mag, gilt dies wohl nicht für die unangemessene Ernährung. Es dürfte jedem klar sein, dass eine Ernährungsweise, die uns nicht mit den notwendigen Nährstoffen, Vitaminen, Spurenelementen und anderen Biostoffen versorgt, früher oder später zu gesundheitlichen Störungen führen wird.

Auch im westlichen Kulturkreis hat sich inzwischen die Erkenntnis durchgesetzt, dass gesunde Ernährung eine der wichtigsten Voraussetzungen für unsere Gesundheit ist. Um diese Erkenntnis zu belegen, bemühen sich Wissenschaftler mit Hilfe der analytischen Methoden der Chemie, die einzelnen Bestandteile der Nahrungsmittel zu isolieren und daraus ihre Bedeutung für den Organismus zu verstehen. Anschließend werden Ernährungsempfehlungen abgegeben, die darauf abgestimmt sind, Nährstoffe in bestimmten Kombinationen dem Körper zuzuführen, um ihn gesund zu erhalten oder zu heilen.

Die tibetische Medizin ging in Bezug auf die Ernährung seit jeher einen anderen, ganzheitlichen Weg: Nicht die mikroskopisch kleinen, stofflichen Bestandteile der Nahrung sind hier von Bedeutung. Es sind vielmehr die energetischen Wirkungen der einzelnen Nahrungsmittel auf die drei Prinzipien rLung, mKhris-pa und Bad-kan, die sich auf den Menschen auswirken. Die energetische Wirkung ist jedoch absolut nicht festgelegt, sondern hängt immer auch von den individuellen körperlich-geistigen Voraussetzungen jedes Einzelnen ab.

Die vielen Diäten, die uns im westlichen Kulturkreis immer wieder angeboten werden, um z.B. das Körpergewicht zu regulieren, sind umstritten. Manchen Menschen tun sie gut, bei anderen zeitigen sie jedoch keine oder sogar negative Wirkungen. Betrachten wir das System der auf individuelle Bedürfnisse abgestimmten Ernährungsratschläge der tibetischen Medizin, wird schnell deutlich, weshalb eine Diätempfehlung, die sich an alle richtet, nur begrenzten Erfolg haben kann.

Nahrungsmittel haben Eigenschaften, die die Lebensenergie des Menschen positiv oder negativ beeinflussen können. Die tibetische Medizin definiert diese Eigenschaften und gibt Empfehlungen für die richtige Ernährung.

Die Kraft der Elemente und der drei Prinzipien ist auch in der Ernährung lebendig. Eine ausgewogene Kost entscheidet also auch über Gleichgewicht oder Ungleichgewicht von Körper und Seele.

Da der tibetische Arzt anstrebt, die Ursachen für Beschwerden herauszufinden, geht er auch sorgfältig auf alltägliche Gewohnheiten ein.

Die Ernährung spielt in der tibetischen Medizin, insbesondere was die Gestaltungsmöglichkeiten für diejenigen Menschen anbelangt, die nicht von einem ausgebildeten tibetischen Mediziner behandelt werden, eine große Rolle. Deshalb haben wir der Ernährung ein besonders ausführliches Kapitel im Praxisteil gewidmet (siehe Seite 114ff.).

Unangemessenes Verhalten

Viele Krankheiten lassen sich direkt auf eine bestimmte, immer wiederkehrende Verhaltensweise zurückführen, die der Gesundheit abträglich ist. Eine der gesundheitsschädlichen Verhaltensweisen, die gerade bei uns sehr verbreitet ist, ist die überwiegend sitzende Lebensweise: Schon Kinder werden in der Schule zu stundenlangem Sitzen verurteilt, in der Ausbildung, der Universität und vielen Berufen setzt sich dies fort. Folgen dieser Verhaltensweise sind schon bei jungen Menschen bemerkbare Haltungsschäden, Herz-Kreislauf-Krankheiten, Übergewicht, Durchblutungsstörungen usw.

Doch ist dies nur ein, wenn auch sehr prägnantes, Beispiel für ein langfristig gesundheitsschädigendes Verhalten. Die Art und Weise, wie und wie oft wir uns bewegen, der gesellschaftliche Umgang mit Freunden und Bekannten, den wir pflegen, die Musik, die wir hören, unsere Freizeitbeschäftigungen, all das gehört zu unserem Verhalten, welches sich auch auf unsere Gesundheit auswirkt.

Wer weiß, dass eine Behandlung und therapeutische Verhaltensregeln individuell auf ihn abgestimmt wurden, empfindet eine gesunde Lebensweise nicht als Entbehrung, sondern als Bereicherung.

Die tibetische Medizin gibt konkrete Verhaltensratschläge bei Gesundheitsstörungen. Sie sind individuell abgestimmt und systematisch und sollen regelmäßig durchgeführt werden. Auch den Hinweisen der tibetischen Medizin für den Erhalt und die Verbesserung der Gesundheit durch angemessenes Verhalten haben wir ein besonderes Kapitel gewidmet (siehe Seite 106ff.).

Alter und Konstitution

Alles Seiende ist dem Wechsel und der Vergänglichkeit unterworfen. Der Buddhismus lehrt dies in aller Deutlichkeit. Bei allen Fortschritten, die die Medizin in den letzten Jahren gemacht hat, bleibt es doch für jeden Menschen unvermeidlich, dass sein Altern mit dem Verfall seines Körpers einhergeht.

Innerhalb der tibetischen Medizin wird das Alter als ein wichtiger Faktor berücksichtigt. Denn es wirkt sich auf die Konstitution eines Menschen ganz wesentlich aus.

Die Konstitution wird in der tibetischen Medizin als der individuelle Energiezustand eines Patienten betrachtet. Sie spiegelt das Verhältnis wider, in dem die drei Energien rLung, mKhris-pa und Bad-kan zueinander stehen. Die Konstitution eines Menschen ist wichtig für die passende Behandlungsweise in der tibetischen Medizin. Bevor ein tibetischer Arzt Maßnahmen verordnen und Ratschläge geben kann, muss er das Zusammenspiel der Energien im Patienten kennen. Dies erfährt er mittels der verschiedenen diagnostischen Methoden wie der Pulsbegutachtung, der Betrachtung der Zunge oder der Urindiagnose. Einen Test, mit dem Sie selbst Ihren Konstitutionstyp ermitteln können, ohne einen in tibetischer Medizin geschulten Arzt aufsuchen zu müssen, finden Sie auf Seite 96ff.

Ungünstiges Klima

Klimatische Faktoren haben nicht nur bei wetterfühligen Menschen einen großen Einfluss auf Gesundheit und Wohlbefinden. Die Einflüsse der Witterung verspürt jeder Mensch, wenn auch in sehr unterschiedlichem Maß.

Die tibetische Medizin geht auch in diesem Aspekt sehr auf die individuellen Bedürfnisse eines Patienten und seiner Grundveranlagung ein. Je nach dem individuellen Wechselspiel der drei Energien in einem Menschen werden bestimmte klimatische Bedingungen als förderlich und andere als schädlich angesehen.

Die konkreten Ratschläge der tibetischen Medizin zu diesem Thema werden wir in dem Kapitel über das rechte Verhalten (siehe Seite 106ff.) genauer betrachten.

Ungünstige kosmische Einflüsse

Die Lehre, dass das Leben des Menschen im Zusammenhang mit den Geschehnissen am Himmel zu sehen ist, ist uralt und findet sich in vielen anderen Kulturen wieder. Mit dem Einfluss der Gestirne auf das individuelle menschliche Leben befasst sich die Astrologie besonders intensiv. Auch die Tibeter besitzen ihre eigene Ausformung der Astrologie. Sie gründet auf zwei verschiedenen Traditionen: der indischen und der chinesischen Kunst des Sterndeutens.

Für die tibetische Medizin ist die Sterndeutung besonders wichtig. In den alten medizinischen Texten wird immer die Astrologie mitbehandelt, und auch heute spielt die Sterndeutung in der medizinischen Ausbildung eine wichtige Rolle. So muss je-

Die Kunst des Heilens konzentriert sich nicht nur auf einzelne Krankheitsbilder, sondern auch auf den persönlichen Energiefluss und die geistige Verfassung des Patienten.

Die Lehren von Astronomie und Astrologie haben eine über 2300 Jahre lange Tradition in Tibet und begleiten oder ergänzen die Tätigkeit des Arztes.

der tibetische Medizinstudent gute Kenntnisse der Astrologie haben. Denn sowohl für die Herstellung der tibetischen Arzneimittel, insbesondere der so genannten Juwelenpillen, als auch für bestimmte Heilungsriten ist es wichtig, einen astrologisch günstigen Tag zu wählen.

Die astrologischen Kenntnisse eines Arztes sind besonders gefragt, wenn die Geburt eines Kindes geplant ist, wenn eine Heirat bevorsteht und wenn es um den Tod geht.

Ungünstiges Karma

»Karma« (sanskr.: »Handlung, Tat«) ist ein Ausdruck aus der indischen Philosophie. Er bezeichnet die Gesamtheit aller – guten wie schlechten – Taten eines beseelten Wesens. Wenn ein Mensch stirbt und seine Seele in einen neuen Körper wandert, ist sie nicht nur vom Karma des gegenwärtig beginnenden, sondern auch von dem der vorhergegangenen Leben bestimmt.

Genauer kann man sich dies folgendermaßen vorstellen: Bei der Geburt eines Menschen materialisieren sich alle vorausgegangenen Bewusstseinsmomente. Körper und Seele tragen so die Vergangenheit in sich. Gleichzeitig haben sie aber die Möglichkeit, das Karma durch positives Denken und Handeln zu verbessern und das schlechte Karma vergangener Leben zu tilgen. Auf diesem Weg kommt man der Erleuchtung oder der Befreiung vom Leiden immer ein Stückchen näher. Jeder Augenblick im Leben eines Menschen formt also sein Karma neu, und der Mensch selbst kann durch sein Handeln und Denken positiven Einfluss nehmen.

Als wirksame, das Karma prägende Handlung gilt im tibetischen Buddhismus auch das Wollen. Wenn wir bestimmte Absichten haben, prägt das unseren Charakter und formt unsere Haltung.

Nach buddhistischer Auffassung sind die drei Gifte (Unwissenheit, Begierde und Aggression) Gründe für ein schlechtes Karma und gleichzeitig auch die Ursachen von Krankheit. In der tibetischen Medizin wird das Karma daher folgerichtig als eine Beschwerdeursache angesehen.

Die tibetische Medizin kennt 101 karmisch bedingte Krankheiten. Dazu gehören etliche schwere, in der Regel als unheilbar angesehene Leiden, wie Krebserkrankungen, Schilddrüsenkrankheiten oder Lepra, die jedoch unter bestimmten Umständen kuriert werden können. Karmisch bedingte Krankheiten tragen ihre Ursache im Leben (und den Vorleben) eines Patienten. Die Denk- und Verhaltensweisen, die sie ausgelöst haben, sind stark gefestigt und in der Persönlichkeit der Betroffenen verankert. Durch eine grundlegende Veränderung der Lebensweise, durch intensives Bemühen um gutes Karma, ist Heilung möglich. Allerdings bedarf es dazu der Anleitung durch einen buddhistischen Lehrer.

Im Kapitel »Meditation und spirituelle Therapie« (siehe Seite 138ff.) finden Sie verschiedene Übungen, die bei karmisch bedingten Krankheiten sinnvoll und hilfreich sind. Um Karma und Wiedergeburt wird es auch im nächsten Teil dieses Buchs gehen, wo u. a. die verschiedenen Lehren des Tibetischen Totenbuchs (siehe Seite 62ff.) behandelt werden.

»Dämonen«

In der tibetischen Medizin sind Dämonen ein ernst zu nehmender Krankheitsauslöser. Man geht davon aus, dass ca. zwei Prozent aller Krankheiten und Beeinträchtigungen durch zahlreiche Dämonen bedingt sind. Das rGyud-bzhi kennt 360 männliche Dämonen, die Aggression und Wut und damit mKhris-pa verstärken. Dazu kommen 360 weibliche Dämonen, die Begierden und Wünsche, und damit rLung erhöhen. Weitere 360 ortsgebundene Dämonen entspringen der Unwissenheit und regen Bad-kan an.

Die Krankheiten, die durch Dämonen ausgelöst werden, sind sehr unterschiedlich: Gicht, Epilepsie, Schuppenflechte und Lepra gehören dazu. Vor allem aber sollen die Dämonen für Geisteskrankheiten und Wahnsinn verantwortlich sein. In der tibetischen Medizin geht man mit bestimmten Ritualen, Moxatherapie oder Kräutern gegen den schädlichen Einfluss der Dämonen an. Es gibt aber auch tibetische Ärzte, die es für sinnvoll halten, die Geister zu ignorieren und die energetischen Störungen, die sich bei dem Patienten zeigen, direkt zu behandeln, um das Kräftegleichgewicht wiederherzustellen.

Auch unserer Kultur sind »böse Geister« nicht ganz fremd: Wir müssen nur einige hundert Jahre zurückblicken. Gebete, Segnungen oder exorzistische Rituale dienten im Mittelalter und noch später dazu, Geister auszutreiben, aber auch andere, stoffliche Heilmittel wurden dazu eingesetzt. Paracelsus (1493–1541) beschrieb beispielsweise die Wirkung des Johanniskrauts als »fuga daemonum«, als »Dämonenaustreiber«. Denn Johanniskraut vertreibt die »bösen Geister« der Schwermut, die Depression. Auch heute noch lautet einer der volkstümlichen Namen des Johanniskrauts bei uns »Jageteufel«.

Eine Möglichkeit für uns, die Dämonologie der tibetischen Medizin zu verstehen und anzunehmen, liegt einfach darin, die naturreligiös geprägte Sprechweise durch eine psychologische zu ersetzen und entsprechend zu werten.

Das tägliche Streben nach Erkenntnis trägt zur positiven Entwicklung des Karma bei. Auf Erkenntnis beruhende Handlungen erleichtern es, den Einfluss negativer karmischer Eigenschaften abzuschwächen.

Tod und Wiedergeburt – Bardo Thödol

Eine der Besonderheiten im tibetischen Buddhismus ist die intensive Beschäftigung mit dem Sterben und dem Zustand zwischen Tod und erneuter Wiedergeburt oder der endgültigen Befreiung aus dem »Rad des Lebens«. Zeugnis davon gibt das Tibetische Totenbuch, Bardo Thödol (tibet.: »bar-do i-thurs-drol«).

In dieser fast 1500 Jahre alten Schrift erteilt der große tibetische Heiler und Heilige Padmasambhava Unterweisungen für sechs Arten der Befreiung: die Befreiung durch Hören, durch Tragen, durch Sehen, durch Erinnern, durch Schmecken und durch Berührung.

Wer immer diese Lehre vernimmt, heißt es, kann aus dem ewigen Kreislauf von Karma und Wiedergeburten befreit werden. Selbst das zweifelnde und voreingenommene Vernehmen der Lehre kann ein erstes, plötzliches Licht der Erleuchtung auslösen und dem Verstorbenen, der noch in dem Zwischenzustand zwischen Tod und erneuter Wiedergeburt schwebt, helfen, eine möglichst günstige Reinkarnation oder sogar die Befreiung zu erreichen.

Die ständige Begegnung mit dem Tod, die Begleitung Sterbender und die Vergegenwärtigung der Vergänglichkeit, zugleich verbunden mit Trost und der Hoffnung auf Befreiung, machen die Größe und Humanität des tibetischen Buddhismus deutlich.

Sterben bedeutet Weiterentwicklung

In den tibetischen Klöstern werden bereits die Novizen mit den Lehren des Tibetischen Totenbuchs vertraut gemacht und im Umgang mit Sterbenden unterwiesen.

Das Buch der Toten ist indes nicht nur für die Sterbenden, sondern besonders für die mitten im Leben Stehenden geschrieben worden. Die sechs Existenzformen zwischen Tod und Wiedergeburt oder Befreiung gelten auch für das jetzt im Moment stattfindende Leben. Sie beschreiben auf eindringliche Weise, dass der Tod immer im Leben gegenwärtig ist. Ärger, Zorn, Angst, Unwissenheit, Verblendung – die Bardo-Erfahrungen – sind immer zugleich auch Alltagserfahrungen: Wir sterben ständig, um durch das Durchleben von Erfahrungen immer wieder neu geboren zu werden. Das Bardo Thödol weist damit die psychologischen Strukturen auf, die unser aller Leben bestimmen – und es zeigt uns, wie wir es sinnvoll ausfüllen können.

Die Visionen der Todeserfahrung

Wenn ein Mensch stirbt, begibt sich sein Geist auf eine Reise, an deren Ende die Befreiung und Erleuchtung steht oder eine Wiedergeburt, mit der der Kreislauf des Werdens, Leidens und Sterbens wieder von neuem beginnt.

Doch es ist dabei wichtig, dass der Sterbende zuversichtlich seinem Tod entgegengeht. Er soll sich friedlich, ohne Angst und mit einem Lächeln auf seine Reise begeben. Daher sollte am Sterbebett kein Weinen und Klagen stattfinden. Bei den ersten Anzeichen des nahenden Todes beginnt man mit dem Lesen der Anweisungen des Bardo Thödol. Der Geist des Sterbenden wird sich an sie erinnern, wenn er in den Zwischenzustand gelangt.

Während des Sterbens laufen die energetischen Vorgänge, die ursprünglich für die Entstehung eines Körpers verantwortlich waren, rückwärts ab.

Die Leben spendenden Elementeenergien lösen sich auf

Zuerst löst sich das Element Erde. Mit ihm schwindet das Sehen, und Schwäche erfasst den Körper. Dann löst sich das Element Wasser und mit ihm das Gehör und die Gefühle. Das Feuerelement geht und mit ihm zugleich der Geruchssinn und die Körperwärme. Zuletzt schwindet das Element Luft und mit ihm der Tastsinn. Der Atem steht still, die äußere Welt verlischt.

Der Verstorbene tritt damit in den Bardo-Zustand ein, die Phase zwischen Tod und Wiedergeburt. Spätestens nach 49 Tagen wird der Verstorbene, nachdem er das »Klare Urlicht« sowie friedliche und schreckliche Geister gesehen hat, wiedergeboren als

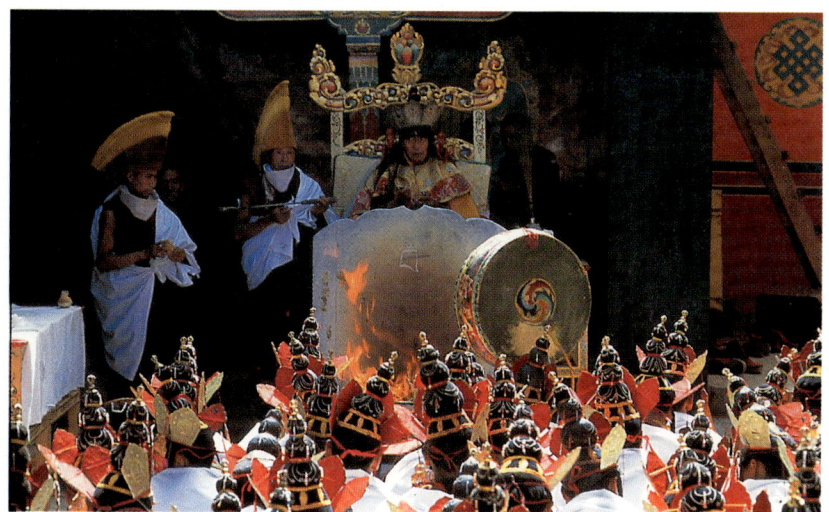

Diese besonders feierliche Zeremonie findet zu Ehren des verstorbenen Panchen Lama statt. Auch bei einfachen Zeremonien akzeptiert man den Tod als Teil des Lebens und begegnet ihm mit Achtung und Respekt, nicht mit Verzweiflung.

Tier, Mensch, Dämon oder Gott. Hat er jedoch große spirituelle Vervollkommnung erreicht, kann er den Kreislauf der Wiedergeburten durchbrechen und die Erleuchtung erlangen. Wenn er noch nicht soweit ist, kann er Befreiung erlangen durch die Anweisungen des Bardo Thödol.

Große Befreiung durch Hören

Im Idealfall liest ein Lama dem Sterbenden das Bardo Thödol während der dem Tod folgenden sieben Wochen vor. Aber auch Laien, Freunde oder Vertraute, können mit dem Lesen nach den ersten Anzeichen des nahenden Todes beginnen.

Das Bardo Thödol gibt jedem Menschen, selbst dem, der durch böse Taten viel schlechtes Karma angesammelt hat, die Möglichkeit zur Erleuchtung. Wenn der vom Körper befreite, klare Geist die Worte hört und zur Einsicht gelangt, wird er – das ist das große Versprechen des Bardo Thödol – erlöst.

Wenn der Tod eingetreten ist, erwacht das Bewusstsein des Toten und er nimmt hell strahlendes Licht, das »Klare Urlicht«, wahr. Kann er die Natur dieses Lichts verstehen, erlangt er die endgültige Befreiung.

Während der folgenden sieben Wochen nach dem Tod finden die Lesungen aus dem Totenbuch statt. Spätestens dann kommt es, wenn der Verstorbene bis dahin nicht zur Erleuchtung finden konnte, zu seiner Wiedergeburt im Kreislauf des Lebens.

Die drei Abschnitte des Bardo Thödol

Der erste Abschnitt versucht, Einsicht in die wahre Natur des »Klaren Urlichts« der Todesstunde zu vermitteln. Die Dauer des Lichts und seine Intensität hängen von der spirituellen Entwicklung des Verstorbenen ab. Je mehr Leidenschaften und Begierden sein Leben bestimmten, desto kürzer und undeutlicher erscheint das Licht.

Im zweiten Abschnitt werden die wahre Natur des Zwischenzustands und seine friedvollen und schrecklichen Erscheinungen dargelegt. Für all jene, die aufgrund mangelnder spiritueller Übung oder infolge von geistiger Verwirrung durch die Krankheit, die zum Tod führte, das »Klare Urlicht« nicht erkannt haben, sind die Anleitungen dieses Abschnitts wichtig, um Erleuchtung zu erlangen.

Im dritten Abschnitt des Bardo Thödols wird dargelegt, wie das Eingehen in einen neuen Mutterschoß zu vermeiden ist, wenn die Anweisungen, die im zweiten Abschnitt gegeben wurden, nicht befolgt werden konnten.

Der erste Abschnitt

Nachdem das »Klare Urlicht« der Todesstunde erloschen ist, befindet sich der Tote in einem Zwischenzustand. Er hört Töne, sieht Lichterscheinungen, empfindet Verwirrung und Furcht. Zunächst bleibt das Bewusstsein in der Nähe des Sterbeorts, und der Tote weiß noch nicht, dass er tot ist. Seine Angehörigen klagen und räumen seine Sachen auf. Wenn sie ihn rufen, hört er sie, aber da sie ihn nicht wahrnehmen können, ist er voller Trauer. Indem nun das Bardo Thödol gelesen wird, kann er seinen Zustand allmählich begreifen. Ihm wird so erklärt, dass er tot ist. Er wird durch das Totenbuch getröstet und belehrt, wie er sich verhalten soll.

Der zweite Abschnitt

Bei jeder Lichterscheinung hat der Tote die Möglichkeit, ihr zu folgen und Befreiung zu erlangen. Kann er den entsprechenden Anweisungen nicht nachkommen, so gelangt er nach fünf friedlichen Lichterscheinungen in den Bereich der schrecklichen Gestalten. Auch hier wird er belehrt, dass ihm die Schrecken nichts anhaben können, da er ein Geistwesen ist. Statt zu fliehen, soll er sich ihnen vertrauensvoll nähern und sie um Hilfe bitten. Auch hier kann er Befreiung erlangen.
Wenn er auch diesmal den Anweisungen nicht folgt, fällt er nach 24 Tagen infolge der Schrecken in eine Ohnmacht. Wenn er wieder erwacht, hat er einen Scheinkörper, der seinem früheren Leib entspricht. Seine vitalen Neigungen nehmen immer weiter zu, ihn befällt eine große Existenzangst. Er beginnt, nach einem neuen Mutterleib zu suchen.
Alles, was er wahrnimmt, sind jedoch Illusionen. Wer gute Taten vollbrachte, glaubt, an einen glücklichen Ort zu gelangen. Wer böse Taten beging, glaubt, an einen elenden Ort zu kommen.

Der dritte Abschnitt

Das Totenbuch gibt nun Anleitungen, wie man eine neue Reinkarnation vermeiden und doch noch endgültige Befreiung erreichen kann. Dem, der dennoch nicht widerstehen kann, wird geraten, weder seinem Begehren noch seinen Abneigungen zu folgen, sondern sich nur auf Buddha zu konzentrieren. So kann er als Mensch wiedergeboren werden, mit der Möglichkeit, in seinem nächsten Leben endlich Erleuchtung und Befreiung zu erlangen.

»Alle Ängste und Schrecken sind Erscheinungen deines eigenen Geistes. Du hast nichts zu fürchten; vergegenwärtige dir, dass jede schreckliche und jede angenehme Erscheinung deinem eigenen Geiste entspringt«. (Auszug aus dem Bardo Thödol)

Den Menschen verstehen

Ein tiefes Verständnis für die besondere Konstellation der drei Grundprinzipien rLung, mKhris-pa und Bad-kan in seinen Patienten zu entwickeln, ist Anliegen jedes tibetischen Arztes. Dazu stehen ihm neben bestimmten Diagnoseprinzipien, die alle auf seiner subjektiven Sinneswahrnehmung beruhen, auch seine Intuition und sein spirituelles Verständnis zur Verfügung. Trotz dieser scheinbar unzuverlässigen Größen sind die Diagnose und die Konstitutionsbestimmung in der tibetischen Medizin durch lange Erfahrung bewährte Grundlagen für eine erfolgreiche Heilbehandlung.

Der tibetische Arzt

Eine Heilkunde kann nur so gut sein wie die Heilkundigen, die sie ausüben. Das gilt für den Arzt westlich schulmedizinischer Prägung ebenso wie für einen Anhänger naturheilkundlicher Verfahren. Die tibetische Medizin legt daher ein besonderes Augenmerk auf die ganzheitliche Ausbildung ihrer Ärzte.
So liegt eine ihrer großen Stärken gerade in den Anforderungen, die an die Ärzte, die in dieser Heilkunst ausgebildet werden, gestellt werden. Neben den unabdinglichen fachlichen Kenntnissen, die auch unsere Mediziner nachweisen müssen, wird von einem Schüler der tibetischen Medizin verlangt, dass er große Liebe und Verständnis für seine Mitmenschen und insbesondere für die Kranken hat und zeigen muss. Er soll darüber hinaus frei von Geldgier sein und selbst nach spiritueller Vervollkommnung streben.

Hippokratischer Eid und tibetische Ethik im Vergleich

Auch der hippokratische Eid stellt ethische Forderungen an den Arzt, allerdings in sehr allgemeiner Form und ohne besonders konkret zu werden.
In der tibetischen Medizin ist der Arzt jedoch nicht nur theoretisch, sondern auch praktisch den ethischen Richtlinien des Buddhismus verpflichtet. Doch die Verwurzelung im Buddhismus geht über eine bloße Verpflichtung weit hinaus: Das Interesse des Arztes am Wohlergehen seiner leidenden Mitgeschöpfe wird zu seinem ganz eigenen Interesse. Denn indem er den Kranken von seinem Leid befreit, kommt er selbst auch der Befreiung von seinen Leiden näher. Überdies hat der Anspruch des tibetischen Heilers, als Vertreter des Buddha zu wirken, auch zur Folge, dass er eine stärkere Ausstrahlung und größere heilende Kräfte zur Anwendung bringen kann als ein rein technisch vorgehender Arzt.
Der religiöse Hintergrund der tibetischen Medizin ist sicherlich auch einer der Gründe für ihre großen Heilungserfolge. Das wahre, zutiefst empfundene Verlangen des Arztes, das Leid eines Kranken zu lindern oder dauerhaft zu beseitigen, erweckt Vertrauen in seinem Patienten. Und dies ist einer der wichtigsten Garanten für eine erfolgreiche Heilung.

Die tibetische Medizin profitiert besonders stark von der Erfahrung des praktizierenden Arztes. Für die Diagnose, die richtigen Empfehlungen und selbst für die Herstellung von Medikamenten ist die richtige innere Haltung und die angemessene Lebensweise des Arztes von entscheidender Bedeutung.

Der hippokratische Eid geht zurück auf den griechischen Arzt Hippokrates von Kos (460–375 v. Chr.), der den Charakter der Medizin als Erfahrungswissenschaft begründete.

Den Menschen verstehen

Die hippokratische Ethik gehört bis heute auch zum Selbstverständnis der westlichen Medizin.

Der Respekt und die Achtung vor dem Kranken fand schon im 1. Jahrtausend v. Chr. Beachtung in einer von Hippokrates formulierten »ärztlichen Schweigepflicht«.

Hippokratischer Eid

»Ich schwöre bei Apollon, dem Arzte, und bei Asklepios, Hygieia und Panakeia und bei allen Göttern und Göttinnen als Zeugen, dass ich nach bestem Vermögen und Urteil diesen Eid und diese Verpflichtung erfüllen werde:

Den, der mich diese Kunst lehrte, gleichzuachten meinen Eltern, mit ihm den Unterhalt zu teilen und ihn mitzuversorgen, falls er Not leidet, seine Nachkommen meinen männlichen Geschwistern gleichzustellen und, wenn sie es wünschen, sie diese Kunst lehren, ohne Entgelt und ohne vertragliche Verpflichtung, Ratschlag und Vorlesung und alle sonstigen Belehrungen zu erteilen meinen und meines Lehrers Söhnen wie auch den Schülern, die vertraglich verpflichtet und vereidigt sind nach ärztlichem Brauch, sonst aber niemandem.

Meine Verordnungen werde ich treffen zu Nutz und Frommen der Kranken, nach bestem Vermögen und Urteil, sie schützen vor allem, was ihnen Schaden und Unrecht zufügen könnte.

Nie werde ich, auch nicht auf eine Bitte hin, ein tödliches Gift verabreichen oder auch nur einen Rat dazu erteilen. Gleicherweise werde ich niemals einer Frau ein fruchtabtreibendes Mittel geben. Heilig und rein werde ich mein Leben bewahren und meine Kunst.

Auch werde ich den Blasenstein nicht operieren, sondern dies denen überlassen, deren Beruf dies ist.

In welches Haus ich eintrete, eintreten will ich zu Nutz und Frommen der Kranken, mich fernhalten von selbst verschuldetem Unrecht und jeder Schädigung, insbesondere von Werken der Wollust an den Leibern von Frauen und Männern, Freien und Sklaven.

Was ich bei der Behandlung sehe und höre oder außerhalb der Behandlung im Verkehr mit den Menschen, soweit man es nicht ausplaudern darf, werde ich verschweigen, da hier Schweigen Pflicht ist.

Wenn ich nun diesen meinen Eid erfülle und nicht verletze, möge mir im Leben und in der Kunst Erfolg beschieden sein, Ruhm und Ansehen bei allen Menschen bis in fernste Zeiten; wenn ich ihn übertrete und meineidig werde, dessen Gegenteil.«

Ethik der tibetischen Medizin

»Der Schüler soll seinem Meister stets gehorsam sein und ihm gegenüber immerzu Geduld bewahren. Er soll mit wahrer Hingabe alle Geheimnisse lernen und seine Mitschüler respektieren und achten.

Ohne genaue Kenntnis der medizinischen Schriften wird er Krankheiten und Ursachen so wenig erkennen, wie ein Blinder Gold erkennt.

Der Heilkundige soll klug sein, schnell begreifen und ein gutes Gedächtnis besitzen, große Liebe und Verständnis für die Kranken fühlen und vom stetigen Wunsch beseelt sein, allen Lebewesen uneingeschränkt hilfreich zu sein. Er muss all seine Patienten gleichermaßen behandeln und darf keinen dem anderen vorziehen.

Die verschiedenen Ausscheidungen der Kranken darf er nicht als unrein verachten, denn dann wird er die wahren Krankheiten nicht erkennen können. Er muss sehr geübt sein und alle heilkundlichen Methoden beherrschen und auch seine Medizin mit eigener Hand zubereiten können, damit er nicht einem Soldaten gleicht, der ohne Waffen in den Kampf zieht.

Sein Wesen muss allen Menschen immer angenehm sein; sie sollen sein großes Verständnis spüren und daraus Mut und Vertrauen für sich gewinnen. Daher muss er auch die Gebräuche und das tägliche Leben der einfachen Menschen kennen, muss echtes Mitleid mit den Armen haben und frei von jeglicher Gewinnsucht sein.

Der Heilkundige betrachtet den Buddha Vaiduryaprabha als den Beschützer der Medizin und strebt selbst nach der Erleuchtung und Befreiung. Die Medizin gleicht ewig fließendem Nektar, einem wertvollen Zauber, der alle Wünsche erfüllen kann.

Der Heilkundige, dem es an diesen Qualitäten gebricht, gleicht einem Dämon, der nicht Gesundheit bringt, sondern Leiden bewirkt. Der Heilkundige, der diese Qualitäten in sich trägt, wird ein ebenbürtiger Stellvertreter des Buddha Vaiduryaprabha sein, ein Beschützer der Leidenden und Kranken, und er wird Ruhm und Erfüllung erlangen.«

Die tibetische Ethik geht zurück auf den 37. König, sRong Deu-Tsen (sprich: Trisong-Detsen).

Mitleid und das Streben nach Erleuchtung haben besonders in der buddhistisch geprägten tibetischen Medizin einen hohen Stellenwert.

Die Diagnose

Vor Beginn jeder sinnvollen Behandlung steht die richtige Diagnose. Die Heilung beginnt mit der Einsicht in die Ursachen des Leidens. Demnach sind für den tibetischen Arzt die Lehren des Buddha die Wurzel der Diagnostik: Die grundlegenden Ursachen der Krankheit sind die drei Gifte Unwissenheit, Begierde und Aggression. Weitere Einsicht in das Wesen der Krankheit gibt uns die Theorie der tibetischen Medizin, wie im Kapitel »Die Grundlagen der tibetischen Medizin« ab Seite 11 bereits dargelegt.

In seiner Diagnose stellt der tibetische Arzt vor allem fest, welche Energien sich bei seinem Patienten im Ungleichgewicht befinden. Das erfordert neben großer Erfahrung auch ein ausgeprägtes Einfühlungsvermögen.

Voraussetzungen – Erfahrung und Übung

Die konkreten Diagnosemethoden der tibetischen Medizin sind sehr aussagekräftig, aber sie bedürfen eines großen Maßes an Erfahrung und Übung von Seiten des behandelnden Arztes. Denn die Diagnostik der tibetischen Medizin ist nicht mechanisch: Es geht dabei nicht um chemische Blutwerte, den rein physischen Zustand des Organismus oder den Nachweis pathogener Mikroorganismen, sondern um das Verstehen des Krankheitsprozesses an sich. Der ganze Mensch mit Leib und Seele steht im Mittelpunkt bei dieser Heilkunst.

Daher sind für die Diagnostik der tibetischen Medizin auch keine technischen Hilfsmittel notwendig oder sinnvoll. Alle Methoden beruhen auf den geübten Wahrnehmungsfähigkeiten des erfahrenen Arztes. Hier kann dann sogar die richtige Lebensweise des Arztes selbst entscheidend zu einer zutreffenden Diagnose beitragen. Die Sensibilisierung für die energetischen Disharmonien, die zu Krankheiten führen, und das Bewusstsein des Arztes für die Ursachen einer Krankheit sind dabei nicht nur die ersten Schritte zur Vorbeugung und Heilung, sondern ebenso zur spirituellen Vervollkommnung. Die diagnostischen Fähigkeiten des tibetischen Arztes kommen so nicht nur seinen Patienten, sondern auch seiner eigenen persönlichen Entwicklung zugute. Am wichtigsten ist jedoch für den Kranken, dass die Diagnosemethoden effektiv und zutreffend sind; und auch dies ist der Fall – oft zum großen Erstaunen westlicher Medizinerkollegen, die mit ihrem umfangreichen technischen Instrumentarium oft weniger exakte und längst nicht so schnelle Ergebnisse erzielen.

Die drei Gifte erkennen

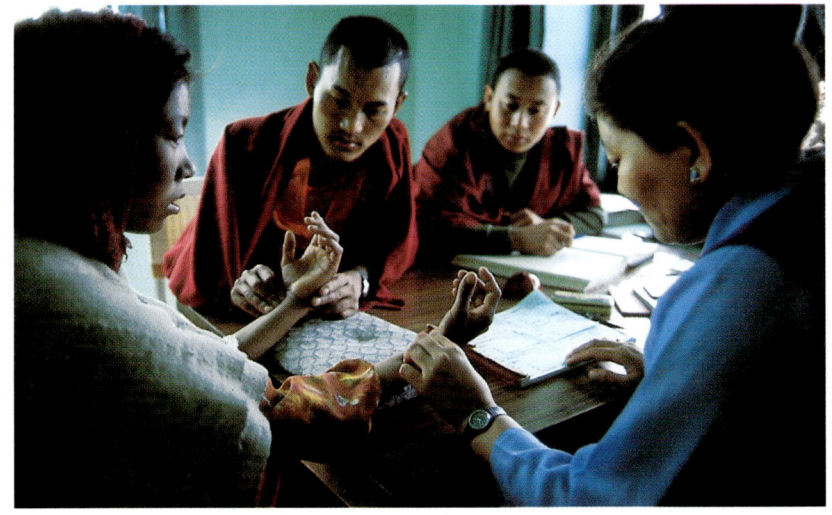

Die Pulsdiagnose ist ein elementarer Bestandteil der Ausbildung im TMI. Die verschiedenen Pulsarten geben dem Arzt bereits detaillierte Hinweise auf die zugrunde liegende Störung.

Sehen, Fühlen und Hören

Der tibetische Arzt setzt alle seine Sinne ein, um seinen Patienten und dessen Gesundheitszustand genau kennen zu lernen. Das beginnt schon mit dem ersten Anblick des Kranken: Wie ist seine Hautfarbe, sein Gesichtsausdruck, seine Haltung? Die tibetischen Ärzte betrachten genau das Aussehen der Augen sowie der Ohren und den Gesichtsausdruck des Kranken; sie achten auf die Beschaffenheit des Urins und der Zunge. Je mehr Erfahrung ein Arzt hat, desto mehr ist seine Wahrnehmung geschärft.

Allein mit den beiden Sinnesfunktionen des Fühlens und Sehens kann ein tibetischer Arzt 99 Prozent aller Krankheiten treffsicher diagnostizieren. Aber auch sein Geruchssinn (bei der Urindiagnose) und sein Gehör (bei der Befragung) kommen zur Anwendung. Am wichtigsten ist jedoch sein »innerer Sinn«, sein Gespür und sein Mitleid für den Patienten. Ein Arzt, der mit seinem Patienten fühlt, wird nicht nur seine objektiven, sondern auch seine subjektiven Leiden erkennen.

Auch westlichen Ärzten ist die Diagnose auf den ersten Blick bei bestimmten Krankheiten vertraut: Beispielsweise die auffallende Blässe bei Blutarmut oder die charakteristische gelbbraune Gesichtsfärbung bei bestimmten Erkrankungen der Nebennieren.

Die Pulsdiagnose

Die Pulsdiagnose ist die zentrale Diagnosetechnik der tibetischen Medizin. Die meisten Krankheiten kann ein tibetischer Arzt allein durch das Tasten des Pulses erkennen.

Anhand der für uns manchmal kaum fassbaren Leistungen der Pulsdiagnose wird der hohe Anspruch der tibetischen Medizin an sich selbst deutlich. Die Kunst des Heilens sei dann erreicht, so heißt es, wenn die Kraft des Arztes mit der Energie der Elemente und des Kosmos verschmelze.

Besonders erfahrene tibetische Ärzte sind sogar in der Lage, bis zu 43 verschiedene Pulse und die dazugehörigen Beschwerden zu unterscheiden. Zu dieser Perfektion bringt es selbstverständlich nicht jeder. Die zwölf wichtigsten Pulsarten muss jedoch jeder tibetische Arzt beherrschen.

Welche Faktoren am Puls ablesbar sind

Für unsere Ohren klingt es unglaublich, welche Faktoren, die unser Leben und Wohlsein bestimmen, am Puls abzulesen sein sollen. Es ist durchaus nachvollziehbar, dass ein tibetischer Arzt am Puls den Gesundheitszustand ablesen kann. Darüber hinaus soll ein Meister der Pulsdiagnose aber auch das künftige Schicksal seines Patienten, den nahen Tod oder den Einfluss von Dämonen ertasten können.

Auch das Geschlecht eines werdenden Kindes kann am Puls der Eltern mit viel Übung abgelesen werden: Haben beide Eltern einen so genannten männlichen Puls, wird es ein Sohn. Haben beide einen weiblichen Puls, erwarten sie eine Tochter. Ist bei beiden die Pulsqualität neutral, werden sie einen Sohn haben, der jedoch seinerseits keine Nachkommen hervorbringen wird. Ist der Puls schließlich bei einem der Partner männlich und beim anderen weiblich, werden sie zunächst einen Sohn und dann auch noch eine Tochter haben.

Kaum nachvollziehbar für unsere Denkweise sind schließlich die »mystischen Pulse«, die über das Schicksal und die Gesundheit von Personen Auskunft geben, die dem Menschen, dessen Puls ertastet wird, nahe stehen. Solche Aussagen sind für uns nur sehr schwer zu verstehen.

Erstaunliche Erkenntnisse durch Pulsdiagnose

Es ist erstaunlich, was tibetische Ärzte anhand des Pulsschlags eines Patienten ablesen können, selbst wenn wir nicht alles, was die Legenden berichten, für bare Münze nehmen wollen.

Sicher ist jedoch eines: Zwar sind die tibetischen Heilkundigen heutzutage durchaus mit Blutdruckmessgeräten und Stethoskopen vertraut, doch sie benötigen sie nicht wirklich für ihre Arbeit. Sie können, und das ist mittlerweile zweifelsfrei nachgewiesen, den Blutdruck sehr akkurat ertasten. Sie erkennen sogar eine bestehende Hypertonie (Bluthochdruck), die nicht durch Geräte messbar ist, weil der Blutdruck beim betreffenden Patienten durch Medikamente gesenkt wurde!

Der tibetische Arzt verfügt über spezielle, traditionell überlieferte Techniken, um den Puls eines Patienten zu messen.

Die wichtigste Technik der Diagnose

Linker Puls des Patienten	Rechter Puls des Patienten	Messfinger des Arztes
Organe *Element*	**Organe** *Energie*	
Herz, Dünndarm *Feuer*	Lunge, Dickdarm *rLung*	Zeigefinger
Magen, Milz *Erde*	Muskeln, Blut *mKhris-pa*	Mittelfinger
Nieren, Hoden, Eierstöcke *Wasser*	Blase, Knochen *Bad-kan*	Ringfinger
Bei der Pulsdiagnose misst der Arzt den linken Puls des Patienten immer mit den Fingern seiner rechten Hand und den rechten Puls des Patienten immer mit den Fingern seiner linken Hand.		

Die meisten Krankheiten zeichnen sich durch einen speziellen Puls aus. Je nachdem, um welche Organe oder Energieungleichgewichte es sich handelt, misst der Arzt den Puls auf eine spezielle Weise.

Voraussetzungen für die Pulsdiagnose

Um die Pulsdiagnose optimal durchführen zu können, sollten Arzt und Patient gut ausgeruht sein. Am besten ist es, am Morgen – kurz nach Sonnenaufgang – und nüchtern den Puls zu fühlen. Die Pulsdiagnose wird durchgeführt, indem der Arzt erst den Zeigefinger, dann den Mittelfinger und dann den Ringfinger an die Arteria radialis des Patienten anlegt.

Dazu legt er den Zeigefinger direkt unter der Daumenwurzel nur ganz leicht auf, den Mittelfinger mit etwas stärkerem Druck und den Ringfinger noch fester. Das Pulsnehmen beginnt bei Männern am linken Handgelenk, bei Frauen am rechten.

Krankheiten und die verschiedenen Pulsarten

Die oben stehende Tabelle gibt nur einen kleinen Teil der pulsdiagnostischen Möglichkeiten wieder, da die Technik des Pulsnehmens ohnehin nur durch langjährige Übung unter der Anleitung eines erfahrenen Meisters erlernt werden kann. Die Vielzahl der Krankheiten, die allein durch die Pulsdiagnose erkannt werden können, ist bemerkenswert.

Tatsächlich haben viele Krankheiten ihren eigenen, ganz charakteristischen Puls, den die tibetischen Ärzte in ihrer Ausbildung kennen lernen. Dazu gehören auch Krankheiten, die bei uns nur mit enormem technischen Aufwand diagnostiziert werden können, beispielsweise Diabetes mellitus, Krebserkrankungen oder Tuberkulose.

Die Pulsdiagnose ist die genaueste Untersuchungsmethode in der tibetischen Medizin. Erst wenn sie keine eindeutigen Ergebnisse zulässt, bedient man sich anderer Diagnoseformen.

Die Urin- und Zungendiagnose

Mit der Pulsdiagnose steht für den tibetischen Arzt in über 90 Prozent aller Fälle fest, unter welcher Krankheit sein Patient leidet, welche Energien bei ihm im Ungleichgewicht sind und was die unmittelbare Ursache der Krankheit ist. Wenn sich der Puls jedoch unklar zeigt – das ist dann der Fall, wenn mehrere Energien gestört sind – kommt die Urindiagnose zum Tragen. Sie ist bei etwa fünf Prozent aller Patienten notwendig und ebenfalls sehr aufschlussreich.

Die Urindiagnose dient in erster Linie der Unterscheidung sehr ähnlicher Krankheitsbilder. Manchmal wird sie auch zur Überprüfung einer bereits bestehenden Diagnose eingesetzt.

Voraussetzungen für die Urindiagnose

Für die Urindiagnose benötigt der Arzt den warmen Morgenurin, der am besten sehr früh, etwa zwischen fünf und sechs Uhr, abgegeben werden sollte. Wichtig für die richtige Diagnose ist, dass der Patient vorweg einige Regeln befolgt: Er sollte vorher keinen Tee und nur wenig Wasser getrunken, keinen Zucker zu sich genommen und keinen Geschlechtsverkehr gehabt haben. Der frische Urin wird in eine Tonschale gegeben und mit einem Holzstäbchen durchgerührt. Der Arzt untersucht dann die Färbung, den Geruch, die Dampfbildung, die Blasenbildung und eventuelle Trübungen. All diese Faktoren zeigen, welche Energien bei dem Patienten aus dem Gleichgewicht geraten sind. Der erste Blick gibt bereits Auskunft darüber, ob es sich bei einem vorliegenden Leiden eher um eine Hitze- oder eine Kältekrankheit handelt: Eine rötliche Färbung weist auf Hitze, eine helle auf Kälte hin.

Auch die Urindiagnose setzt beim Arzt große Erfahrung voraus, besonders, da diese Methode nicht so exakte Ergebnisse zeigt wie die Pulsdiagnose.

Energie	Eigenschaften des Urins
rLung	Große Blasen, die schnell verschwinden; klare Färbung; nahezu geruchlos; keine Dampfbildung
mKhris-pa	Kleine Blasen; dunkle Färbung; deutliche Dampfbildung; starker Geruch
Bad-kan	Hell bis weißlich; mittelgroße, verhältnismäßig stabile Blasen; geringer Geruch

Energie	Aussehen der Zunge
rLung	Trocken, rau, gerötet
mKhris-pa	Gelblicher dicker Belag
Bad-kan	Grauer oder weißer Belag, feucht, glatt

Dann untersucht der Arzt auch Trübungen und Nuancen der Färbung und des Geruchs, die genauere Hinweise auf Ursache und Qualität der Erkrankung geben.

Die Zungendiagnose

Die Zungendiagnose wird nur in Einzelfällen angewandt, meist um die Befunde der beiden anderen Diagnosetechniken zu bestätigen. Sie gibt kaum Auskunft über spezifische Krankheiten, sondern weist auf ein Übergewicht einer der drei Energien hin.

Die Untersuchung des Patienten zeigt dem Arzt nicht nur, um welche Krankheit es sich handelt, sondern auch, welche Energien sich im Ungleichgewicht befinden. Diese Befunde lassen sich mit der Zungendiagnose ergänzend überprüfen.

Verhaltensmuster und Vorlieben

Die eigentliche Diagnose ist meist schon nach der Begutachtung des Pulses klar, und der Arzt kann dem Patienten sehr detailliert erklären, unter welchen Problemen er leidet. Eventuell sind noch zusätzlich eine Urin- und eine Zungendiagnose notwendig, um der Ursache und Art des Leidens auf den Grund zu gehen. Im Anschluss wird der Arzt eine Behandlung einleiten. In den meisten Fällen verschreibt er eine Kräuterpille, empfiehlt bestimmte Nahrungsmittel und führt eine Wärmeakupunktur oder Massage oder auch eine andere Behandlung durch.

Die Überprüfung der Lebensgewohnheiten

Zur Diagnose im weiteren Sinn gehört auch die genaue Befragung des Patienten. Vor allem geht es darum, wie der Patient sein Verhalten und seine Lebensweise verändern sollte, um der

Energie	Verstärkende Verhaltensweisen
rLung	Übermäßiges Fasten, langes Meditieren, wenig Schlaf, zu viel Geschlechtsverkehr, übermäßige Kontrolle über die Ausscheidungsfunktionen, Stress, starke geistige Anstrengungen, Geschwätzigkeit
mKhris-pa	Starke körperliche Anstrengungen, lange Arbeitszeiten, zu viel Bewegung bei heißer und trockener Witterung, Stürze und Unfälle, sexuelle Enthaltsamkeit
Bad-kan	Bewegungsmangel, zu viel Schlaf, schwere Mahlzeiten, zu leichte Kleidung, Arbeit an kalten und feuchten Orten, übertrieben häufig kalte Waschungen

Der tibetische Arzt hat auch die vorbeugende Behandlung des Patienten im Blick. Dazu gehört auch, bestimmte Energiestörungen längerfristig positiv zu beeinflussen.

Krankheit tatsächlich entgegenzuwirken und seine Energien dauerhaft wieder ins Gleichgewicht zu bringen. Dazu muss der Arzt genau über die spezifischen Lebensgewohnheiten seines Patienten Bescheid wissen.

Vor allem die Ernährungsgepflogenheiten sind von großer Bedeutung, aber auch Sexualität und Schlafgewohnheiten sowie der Beruf, den der Patient ausübt, und die Orte, an denen er sich vorwiegend aufhält. Auch die jeweilige Art und Weise, wie der Patient geht, spricht, denkt und fühlt, wird für die Therapiewahl in Betracht gezogen und bildet einen wichtigen Bestandteil des Gesprächs.

Traumdeutung

Die Traumdeutung ist kein alleiniges Diagnoseinstrument in der tibetischen Medizin. Aber sie kann einem erfahrenen Arzt wertvolle Hinweise für seine Diagnose geben.

Träume haben die Menschheit seit jeher fasziniert, und in vielen Kulturen wurde den Träumen schon immer eine tiefere Bedeutung beigemessen.

Das alte Testament ist beispielsweise reich an Geschichten über Träume und deren Deutung. Denken wir nur an den prophetischen Traum des Pharao von den sieben fetten und den sieben mageren Kühen (1. Mose, 41, 1–32), der ebensolche Jahre für sein Land nach sich ziehen sollte. In der Bibel wurden Träume als göttliche Botschaften ausgelegt.

Doch nicht nur im religiös-spirituellen, auch im naturwissenschaftlich-medizinischen Bereich bezog man das Traumgeschehen eines Patienten häufig in die Diagnose ein. Der griechischen Medizin der Antike mit ihrem wichtigsten Vertreter Hippokrates lag die generelle Auffassung zugrunde, dass Körper und Seele eines Menschen eine untrennbare Einheit bilden. So konnten die Träume eines Kranken als Bilder der Seele auch

Auch im Bereich der Traumdeutung kommen die Eigenschaften der drei Prinzipien zum Tragen. Bestimmte Trauminhalte symbolisieren die Energien.

Energie	Charakteristische Trauminhalte
rLung	Schnell wechselnde, fragmentartige Träume; Flugträume; Reiten; Gespräche
mKhris-pa	Langsam vorüberziehende Landschaften; Rot und Gelb als vorherrschende Farben
Bad-kan	Berührungen und Geruchsempfindungen; Schnee, Wasser, Blumen, Perlen; Weiß als vorherrschende Farbe

wichtige Hinweise auf die Krankheitsursache liefern bzw. eine Diagnose körperlicher Beschwerden ermöglichen. Eine ähnliche Sichtweise finden wir auch in der tibetischen Medizin. So dienen die Träume eines Patienten dem Arzt als zusätzliches diagnostisches Instrument. Er kann intuitiv anhand der Träume bevorstehende Krankheiten, den Verlauf einer Krankheit und den energetischen Zustand des Patienten erkennen. Auch in der westlichen Welt gesteht man Träumen eine wichtige Bedeutung als Hinweise auf den seelischen Zustand zu.

Im Spektrum möglicher Trauminhalte berücksichtigt die tibetische Medizin alle Sinneswahrnehmungen.

Was Gesundsein bedeutet

Eines der wichtigsten Ziele im Leben eines Menschen ist es, möglichst gesund zu sein. Die Motivation, dieses Ziel zu erreichen, besteht jedoch meist lediglich darin, das Leiden zu verdrängen. Mit anderen Worten: Solange wir uns wohlauf fühlen, denken wir viel zu selten über unsere Gesundheit und darüber, was wir ihr Gutes tun können, nach.
Doch das Leben ist grundsätzlich – auch in den Zeiten des Wohlbefindens – dem Leiden und der alles betreffenden Vergänglichkeit unterworfen. Unsere Strategie, bei auftretenden Beschwerden erst einmal die Krankheitssymptome und nicht deren Ursachen zu bekämpfen, ist ein vergeblicher Versuch, unsere eigene Vergänglichkeit zu verleugnen und aus unserem Bewusstsein fernzuhalten.

Der Körper als »Fahrzeug« zur Erleuchtung

Ein gesunder Körper ist vor allem deshalb erstrebenswert, weil er im buddhistischen Sinn ein »Fahrzeug« ist, das uns auf unserem geistigen und spirituellen Weg voranbringen kann – wenn wir uns denn auch um unseren Organismus und unsere »Hülle« bemühen. Ohne diese Anstrengung ist die Verdrängung und Flucht vor Krankheit sinnlos; wir werden immer wieder Beschwerden unterliegen, die uns zeigen, dass wir uns auf einem falschen Weg befinden. Wenn wir jedoch die Zeichen und Signale unseres Körpers wahrnehmen und zu verstehen suchen, werden wir uns der wirklichen Befreiung nähern und von Grund auf gesund sein. Die Lehre und Praxis der tibetischen Heilkunde kann uns auf diesem Weg begleiten, unser Leben bereichern und uns zur Erfüllung führen.

Die Erfahrungen eines Menschen zeichnen sich auch in seiner körperlichen Verfassung ab, selbst wenn es sich um Erlebnisse seelisch-geistiger Natur handelt. Das körperliche Befinden gibt dem Blick eines erfahrenen Arztes also zu erkennen, welche Erfahrungen sein Patient gemacht hat, was er daraus gelernt hat – und vielleicht auch, was er noch zu lernen hat.

Anlage und Entwicklung

Die Konstitution eines jeden Menschen wird zum Teil von der Konstitution seiner Eltern bestimmt. Zum einen erklärt dies die Wissenschaft durch die Erbanlagen und zum anderen durch die Erziehungs- und Umwelteinflüsse. Die tibetische Medizin kennt vergleichbare Konzepte, die jedoch weniger die generelle Bestimmung eines Menschen als vielmehr seine Entwicklungsmöglichkeiten betonen. Drei Haupteinflüsse bestimmen nach der Theorie der tibetischen Medizin die Grundkonstitution eines Menschen:

- Die energetische Konstitution der Eltern, die durch das Zusammenspiel der drei Energien rLung, mKhris-pa und Bad-kan bestimmt ist
- Das Verhalten der Eltern
- Die Ernährungsweise der Eltern

Die Veranlagungen der Eltern bestimmen einen Teil der Entwicklung ihres Kindes. Doch auch ihre Lebensführung während der Schwangerschaft beeinflusst seine Zukunft und sollte daher sehr bewusst und harmonisch gestaltet werden.

Gesundheitsempfehlungen für die Schwangerschaft

Deshalb gibt es auch zahlreiche Empfehlungen für die Zeit, in der ein Kind im Mutterleib heranwächst. Während einer Schwangerschaft sollten die drei Energien im werdenden Kind möglichst harmonisch wirken. Ganz allgemein gilt dabei, dass alles, was dem energetischen Gleichgewicht der Eltern nützt, auch dem Kind zugute kommt.

Darüber hinaus gibt es noch weitere, besondere Regeln, die für die werdende Mutter gelten und die auch für uns im Westen ohne weiteres nachzuvollziehen sind. So soll die Schwangere keine schweren oder besonders anstrengenden Arbeiten verrichten, tagsüber nicht schlafen, besonders scharfe und schwere Nahrung vermeiden, auf Diäten verzichten, keine Darmspülungen durchführen und keine Aderlässe vornehmen lassen.

Besonders zu beachten ist, dass auch das Denken und Fühlen der Mutter während der Schwangerschaft für die werdende Konstitution ihres Kindes eine wichtige Rolle spielt. Spätere Vorlieben und Abneigungen des Kindes werden nicht unmaßgeblich schon im Verlauf der Schwangerschaft herausgebildet. Die Tatsache, dass das werdende Kind emotionale Regungen der Mutter durchaus wahrnimmt und in seiner neurophysiologischen und seelischen Entwicklung von ihnen und der Lebensweise der Mutter während der Schwangerschaft stark beeinflusst wird, ist in den letzten Jahren durch zahlreiche wissenschaftliche Studien zweifelsfrei belegt worden.

Die Konstitution bleibt beeinflussbar

Nicht immer werden die Eltern und vor allem die werdende Mutter ihre Lebensweise und ihre Ernährung so gestalten (können), dass sie ihrem Kind eine günstige Konstitution mit auf den Weg geben. In diesem Fall beruhigt die Erkenntnis, dass die Grundkonstellation der Energien bei der Geburt eines Kindes nicht einfach eine feste Größe ist, die von nun an einen unabänderlichen Lebensweg bestimmt. Sie zeigt stattdessen auch die Möglichkeiten auf, die weitere Entwicklung des Menschen positiv zu beeinflussen.

Erkenntnis als Voraussetzung

Entwicklung ist immer dann möglich, wenn ein Mensch sich seiner Schwachstellen bewusst ist. Die Grundkonstellation der drei Kräfte führt zu bestimmten Vorlieben und Abneigungen, die das bestehende Zusammenspiel der Energien kennzeichnen und sich im Lauf der Zeit immer weiter verfestigen. Doch durch die angemessene Ernährung, das richtige Verhalten und das richtige Denken kann jeder Mensch, unabhängig von seiner ursprünglichen Konstitution, die drei Energien ins Gleichgewicht bringen, eine stabile körperliche, seelische und geistige Gesundheit erreichen und letztlich auch Befreiung erlangen.

Tibetische Ärzte mit ihrer zusätzlichen astrologischen Ausbildung können manchmal wichtige Hinweise über mögliche Konstellationen bei dem erwarteten Kind geben.

Eine gezielte Auswahl von Gewürzen und Nahrungsmitteln kann die Konstitution eines Menschen beeinflussen und ein Energieungleichgewicht ausbalancieren.

Sich selbst verstehen

In der tibetischen Heilkunde unterscheidet man sieben verschiedene Konstitutionstypen. So ist stets gewährleistet, dass die Heilbehandlungen der tibetischen Medizin, die man in sein Leben integrieren möchte – sei es, um Krankheiten vorzubeugen, um seine Gesundheit zu erhalten oder um den Allgemeinzustand zu verbessern –, zur eigenen Persönlichkeit passen. Voraussetzung für den Konstitutionsbestimmungstest, der eine körperliche und eine geistig-seelische Komponente beinhaltet, ist absolute Aufrichtigkeit sich selbst gegenüber.

Die sieben Konstitutionstypen

Die tibetische Medizin unterscheidet zwischen sieben verschiedenen Konstitutionstypen. Sie prägen sich auf körperlicher wie auf geistig-seelischer Seite aus und zeigen, zu welchen Problemen und Beschwerden die verschiedenen Menschen aufgrund ihres jeweiligen energetischen Gleichgewichts neigen. Die sieben Muster, die Sie auf dieser Seite sehen, sind Energieräder. Sie stehen für bestimmte Konstellationen der drei Prinzipien, die für die verschiedenen Konstitutionstypen charakteristisch sind. Im Folgenden werden diese Grundpersönlichkeiten, ihre Anlagen und Möglichkeiten und ihre gesundheitlichen Schwachstellen beschrieben. Wenn wir später über die Therapieformen der tibetischen Medizin sprechen, wird es immer wieder darum gehen, wie welches Prinzip verstärkt oder vermindert werden kann. Wenn Sie selbst Ihren eigenen Konstitutionstypus herausfinden möchten, empfiehlt sich der Test auf Seite 96ff. Lesen Sie diese Seiten bitte kurz durch, bevor Sie sich an die intensive Lektüre dieses Kapitels machen.

Die Einteilung der Menschen in verschiedene Konstitutionstypen ähnelt der ayurvedischen Lehre Indiens. Auch sie kennt reine und Mischtypen.

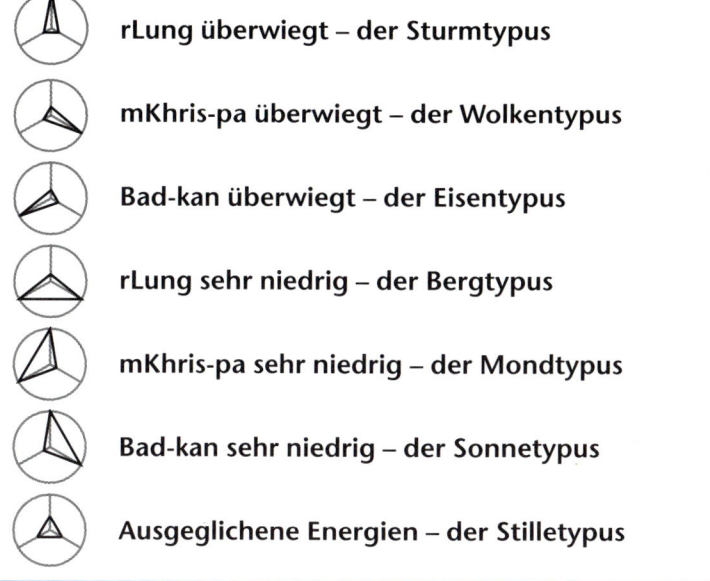

rLung überwiegt – der Sturmtypus

mKhris-pa überwiegt – der Wolkentypus

Bad-kan überwiegt – der Eisentypus

rLung sehr niedrig – der Bergtypus

mKhris-pa sehr niedrig – der Mondtypus

Bad-kan sehr niedrig – der Sonnetypus

Ausgeglichene Energien – der Stilletypus

Vollkommenheit – das Idealbild

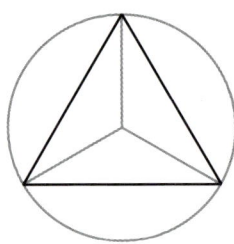

Wenn alle drei Energien, also rLung, mKhris-pa und Bad-kan, vollkommen gleichmäßig und stark ausgeprägt sind, ist eine perfekte Harmonie zwischen Innen und Außen erreicht. Dieser Zustand kann von keinem Menschen ganz erreicht werden. Er stellt vielmehr ein anzustrebendes Ziel dar: Der selbstverwirklichte Mensch, der über alle seine möglichen Energien verfügt, der in höchster Harmonie mit sich selbst und der Welt lebt, der unangreifbar für Krankheit und Leiden ist – ein Erleuchteter. Das ist gemäß der tibetischen Auffassung das Idealbild eines Menschen.

Einheit mit sich und der Natur

Im Energierad wird das Bild dieser Harmonie sofort deutlich. Der Mensch ist ganz und gar in die Natur und sein Umfeld integriert. Die fünf Elemente sind in ihm absolut ausgeglichen und werden von den drei gleich stark ausgeprägten Prinzipien kontrolliert. Der Mensch und die Welt bilden eine Einheit, die keine Disharmonie aufweist. Im Bild des Energierads zeigt sich, dass alles seinen Platz hat, ohne jedoch festgelegt zu sein. Wie bei einem Rad, dessen Speichen alle dieselbe Länge aufweisen, ermöglicht gerade diese klare, harmonische Konstellation seinen freien und gleichmäßigen Lauf.

Die Vollkommenheit entspricht dem Menschen, der durch seine Lebensführung und spirituelle Übungen erleuchtet ist. Er wird zum Buddha, der in sich und der Natur, die ihn umgibt, ruht.

Ziel – die Verwirklichung des Ideals

Die großen Buddhisten kamen diesem Ideal sehr nahe, ebenso wie die legendären taoistischen Meister des alten China, die so genannten Unsterblichen.

Die tibetische Medizin hat dieses Ideal der perfekten Harmonie stets vor Augen, und alle therapeutischen Maßnahmen, alle Ernährungs- und Verhaltensempfehlungen, Meditationen und Übungen dienen allein dazu, die Disharmonien der Energien auszugleichen und den Menschen der Verwirklichung dieses Ideals näher zu bringen. Wenn sich dadurch Krankheit auflöst und Gesundheit einstellt, ist dies nur die natürliche Folge eines umfassenderen, ganzheitlichen Prozesses, der Körper, Seele und Geist des Menschen mit all seinen Möglichkeiten in der Welt, in der er lebt, einbezieht.

Sturm – der rLung-Typus

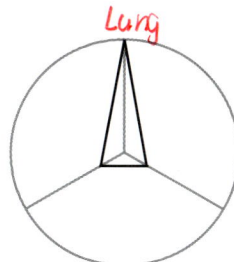

Das Energierad zeigt bereits augenfällig, dass die Energien der Sturmmenschen sehr unausgewogen verteilt sind. Sie sind von dem Prinzip rLung, von innerer und äußerer Bewegung, bestimmt. Alles in ihnen ist ständigem Wandel und Veränderung unterworfen. Die Elementarprinzipien Wasser, Erde und Feuer werden von den formenden Lebenskräften rLung, mKhris-pa und Bad-kan kaum kontrolliert. Die Grundkonstitution des Sturmtypus muss als die ungünstigste Konstellation der wirkenden Kräfte angesehen werden. Aber da alles bei diesem Konstitutionstypus schnell veränderlich ist, kann er am schnellsten und intensivsten von den Maßnahmen, die ihm die tibetische Medizin nahelegt, profitieren.

Die körperliche Konstitution

Körperlich sind Sturmmenschen von eher schwacher Konstitution. Ihre Muskulatur ist generell wenig ausgeprägt, weshalb ihre Körperhaltung meist schlecht ist. Sie neigen dazu, vornüber gebeugt zu gehen, und entwickeln daher oft einen Rundrücken bzw. andere Haltungsschäden. Der typische rLung-Mensch ist eher mager. Seine Gelenke wirken besonders groß, weil sie deutlich sichtbar sind, und bei seinen Bewegungen sind oft, besonders nach Ruhephasen, deutliche Knackgeräusche in den Gelenken zu hören.

Schwache Stoffwechselfunktionen

Sowohl das wärmende als auch das kühlende Prinzip ist beim rLung-Typus schwach entwickelt, und die Säfte sind unausgeglichen, was sich in der Physiologie dieser Menschen besonders in der Verdauung widerspiegelt. Das Verdauungsfeuer ist starken Schwankungen unterworfen, woraus eine Vielzahl unterschiedlicher Verdauungsbeschwerden resultiert. Ebenso wechselhaft ist ihr Appetit. Manchmal sind sie von einem regelrechten Heißhunger befallen, dann herrscht wieder über längere Zeit Appetitlosigkeit. Die Haut dieser Menschen ist meist von einer leicht bläulichen Färbung (besonders bei hellhäutigen Personen) und reagiert empfindlich auf Kälte und Wind. Insbesondere ältere Menschen sind für rLung-Beschwerden anfällig.

Der Sturmtyp erinnert an den leptosom-asthenischen Typus der bei uns bekannten Kretschmerschen Klassifizierung. Selbst bei sehr kohlenhydrat- und fettreicher Nahrung nehmen solche Typen kaum an Gewicht zu.

Die geistig-seelische Konstitution

Die Bestimmung durch das bewegende Prinzip rLung zeigt sich auch in der geistigen Verfassung der Sturmmenschen. Sie sind häufig unruhig und nervös. Es fällt ihnen schwer, zu innerer Ruhe zu finden. Ihr Gedächtnis ist in der Regel schlecht. Der Mangel an innerer Entspanntheit zeigt sich auch darin, dass diese Menschen einen sehr leichten und störungsanfälligen Schlaf haben, was ihre Probleme verstärken kann.

Die seelische Entwicklung der Sturmmenschen wird meist durch übertriebene Sorgen und Ängste behindert. Sie gehen nur sehr ungern Risiken ein, fürchten sich vor Veränderung und Verlust. Das ist auch verständlich, da ihr Leben oft von unvorhergesehenen Wechseln geprägt ist, die sie nicht annehmen wollen und die sich dann in vielen Fällen auch negativ auswirken. Andererseits verfallen Sturmmenschen selten Depressionen, sie lachen und singen gern und führen auch gerne Diskussionen und Streitgespräche mit anderen Menschen, ohne dabei aggressiv oder nachtragend zu sein.

rLung-Menschen sind eher extrovertiert, auch wenn sie von Ängsten belastet sind, über die sie ungern sprechen. Sie neigen stattdessen dazu, innere Sorgen zu verdrängen, statt sich bewusst damit auseinander zu setzen.

Typische Beschwerden

Sturmmenschen leiden besonders häufig unter den Folgen von Stress, mit dem sie nicht gut umgehen können. Dabei handelt es sich insbesondere um Verdauungsbeschwerden sowie um Herz- und Gefäßkrankheiten. Aufgrund ihrer schwachen Muskulatur sind sie auch überdurchschnittlich häufig von Krankheiten des Bewegungsapparats betroffen. Die Beschwerden des rLung-Menschen treten bevorzugt im Sommer und nachts auf.

Vorschläge zur Selbstbehandlung

Die positiven Eigenschaften des rLung-Typus sind sein Humor und seine Fähigkeit, schnell mit anderen Menschen in Kontakt zu kommen. Diese Eigenschaften sollte er kultivieren.

Menschen, die zum Sturmtypus gehören, sollten in erster Linie daran arbeiten, mehr innere Ruhe durch meditative Übungen und das Vermeiden stressauslösender Faktoren zu finden. Die Maßnahmen der tibetischen Medizin zielen zunächst darauf ab, negative rLung-Energien zu reduzieren und mKhris-pa- und Bad-kan-Energien anzuregen. rLung-Menschen sprechen meist besonders schnell auf alle Behandlungsformen, die die tibetische Medizin zu bieten hat, an und können ihre Gesundheit und ihr Befinden schon in kurzer Zeit verbessern.

Wolken – der mKhris-pa-Typus

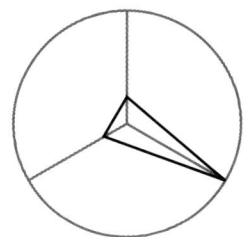

Bei Wolkenmenschen überwiegt die wärmende Energie mKhris-pa, die beiden anderen Prinzipien sind verhältnismäßig schwach ausgeprägt. Im Energierad ist das deutlich zu erkennen: Die Elementarenergien wirken ohne ausreichende Kontrolle durch die drei Prinzipien.

Die körperliche Konstitution

Menschen dieses Typus legen meist schnell an Gewicht zu, wenn sie viel und kalorienreich essen; doch genauso schnell können sie es auch wieder verlieren. Deshalb sind die meisten Wolkenmenschen weder stark übergewichtig noch extrem mager. Knochen und Gelenke sind recht stabil. Ihre Muskulatur ist in der Regel gut entwickelt. Da sie jedoch viel Energie für ihren Stoffwechsel benötigen, sind sie nicht unbedingt zu körperlichen Höchstleistungen fähig. Besonders körperliche Ausdauer ist nicht ihre Sache. Erwachsene Wolkenmenschen sind am anfälligsten für die Beschwerden, die mit ihrem Konstitutionstypus zusammenhängen. Bei Kindern wirkt sich der kraftvolle Stoffwechsel nicht negativ aus, und im Alter nimmt die Stoffwechselrate etwas ab, so dass sich dadurch mKhris-pa-bedingte Probleme abschwächen.

Starker Stoffwechsel

Der Stoffwechsel des Wolkenmenschen ist sehr kräftig, und daher braucht er sehr viel Energie, die ihm dann oft in anderen Bereichen fehlt. Die Organe, die besonders stark an den Stoffwechselvorgängen beteiligt sind, sind beim mKrishpa-Typus großen Dauerbelastungen ausgesetzt und aus diesem Grund überdurchschnittlich häufig von Krankheiten bzw. Beschwerden betroffen. Problematisch ist bei Wolkenmenschen auch ihre Veranlagung zu starkem Schwitzen; sie verlieren dabei extrem viel Flüssigkeit und lebensnotwendige Mineralstoffe. Wenn Menschen, die zu diesem Typ gehören, nicht besonders darauf achten, diese starken Wasser- und Mineralienverluste auszugleichen, treten schnell Kreislaufprobleme auf. Dennoch sind diese Probleme nicht allzu häufig, da Wolkenmenschen in der Regel gern und viel essen und trinken.

Wolkenmenschen sind grundsätzlich stabil, sofern es ihnen gelingt, ein Übermaß an Hitze, sowohl in körperlicher wie auch in geistig-seelischer Hinsicht, bei ihrer Lebensführung zu vermeiden.

Die geistig-seelische Konstitution

Menschen dieses Typus sind oft überdurchschnittlich intelligent und haben eine gute Auffassungsgabe. Sie sind geistig flexibel und leicht für neue Ideen zu begeistern.

Wolkenmenschen werden stark von ihren Gefühlen geleitet. Sie reagieren oft impulsiv, so dass sie sich schnell zu Handlungen und Entscheidungen hinreißen lassen, von denen sie selbst genau wissen, dass sie nicht richtig sind. Sie können auch sehr schnell zornig werden und lassen sich dann zu Taten oder Worten treiben, die sie später bereuen. Im positiven Sinn sind diese Menschen aber auch zu tiefen Gefühlen, großer Hingabe und oft bedingungsloser Liebe fähig.

Menschen dieses Typs scheuen kein Risiko und lieben das Abenteuer mit dem Reiz des Neuen. Dabei verlieren sie nicht selten das Gefühl für ihre Grenzen und begeben sich unnötig in Gefahr. Trotz ihrer Intelligenz gelten die Wolkenmenschen als etwas unbesonnen. Ihre Begeisterungsfähigkeit zieht häufig andere Menschen in ihren Bann, und sie verstehen es, ihre Mitmenschen von ihren Ansichten zu überzeugen.

Wenn die Konstitution des Wolkenmenschen insgesamt auch etwas günstiger ist als beim Sturmtypus, so muss doch festgehalten werden, dass die Vorherrschaft eines einzelnen Prinzips immer problematisch ist.

Typische Beschwerden

Am anfälligsten sind beim Wolkentyp die Verdauungsorgane Leber, Gallenblase und Dünndarm. Sie werden durch ein Übermaß an wärmender Energie belastet. Bei Trockenheit und Hitze, in der Tages- und Nachtmitte sowie im Herbst sind mKhris-pa-Menschen am empfindlichsten und werden am ehesten von ihren typischen Beschwerden eingeholt.

Vorschläge zur Selbstbehandlung

Die Hauptaufgabe aller Menschen, die dem Wolkentyp angehören, besteht darin, zu lernen, Geist und Gefühl zu einer positiv wirkenden Einheit zu verbinden. Die tibetische Medizin empfiehlt zu diesem Zweck Maßnahmen, die die überschießende mKhris-pa-Energie reduzieren, um dann die anderen Prinzipien Bad-kan und rLung zu verstärken. Es empfiehlt sich für Wolkenmenschen, die gerne essen und trinken, sorgfältig die Ernährungsratschläge der tibetischen Medizin zu befolgen, um die Qualität ihres Energiehaushalts zu verbessern. Allein durch diese Maßnahme kann viel erreicht werden. Sehr wirksam sind aber auch die Hinweise zur Lebensführung sowie tiefenentspannende und ausgleichende Atemübungen.

Eisen – der Bad-kan-Typus

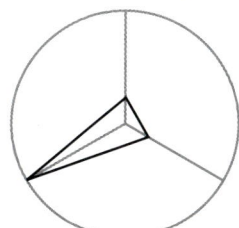

Der Eisenmensch ist der dritte Typus, bei dem ein einziges Prinzip, in diesem Fall das erhaltende Prinzip Bad-kan, vorherrscht. Das grundlegende energetische Problem dieser Menschen entspricht dem der beiden vorangegangenen: Die Elementarenergien können von den konstituierenden Prinzipien kaum kontrolliert werden, so dass auch die Menschen, die dem Eisentypus angehören, sehr abhängig von den auf sie einwirkenden Kräften sind.

Die körperliche Konstitution

Auf körperlicher Ebene wirkt der Bad-kan-Typus auf den ersten Blick sehr positiv: Meist ist er überdurchschnittlich groß, seine Muskulatur ist kräftig und gut entwickelt. Die Knochen sind sehr stabil, und die Gelenke funktionieren reibungslos. Eisenmenschen sind hart im Nehmen und können Hunger und Durst erstaunlich lang ertragen.

Langsamer Stoffwechsel

Bei Menschen, die zu diesem Typus gehören, laufen alle Stoffwechselvorgänge besonders langsam ab. Das ist auch der Grund dafür, dass Bad-kan-Menschen nur sehr langsam zu- oder abnehmen. Sie haben allerdings eine leichte Tendenz zum Übergewicht, die sich meist in den mittleren Jahren bemerkbar macht. Die körperlichen Regulationsmechanismen sind, wie alles beim Eisenmenschen, verhältnismäßig langsam. Daraus resultieren auch die meisten körperlichen Probleme: Auf starke, von außen kommende Reize reagiert ihr Körper nicht angemessen schnell und kann daher im Lauf der Zeit aus dem Gleichgewicht geraten. Diese Schwierigkeiten machen sich in der Regel erst später im Leben bemerkbar.

Vielleicht ist es aufgrund des bisher Ausgeführten etwas schwer zu verstehen, weshalb Kinder innerhalb der tibetischen Medizin grundsätzlich dem Bad-kan-Typus zugeordnet werden. Dabei ist das Gesamtbild entscheidend: Die weiche Körperform des Eisentypus, der längere Schlaf und insbesondere das Fehlen von Zeichen der Alterung lassen das Überwiegen des Bad-kan-Prinzips, des erhaltenden Prinzips, erkennen.

Da Bad-kan-Typen die Eigenschaft zugesprochen wird, kaum Alterungserscheinungen zu zeigen, entsprechen sie in der tibetischen Medizin auch dem körperlichen Prinzip der Kindlichkeit und Jugend. In der Kretschmerschen Zuordnung entspricht diesem Typ der Pykniker.

Die geistig-seelische Konstitution

In geistiger Hinsicht fällt der Eisenmensch ebenfalls durch seine Langsamkeit auf; er neigt dazu, langsam zu sprechen, und benötigt seine Zeit für Entscheidungen und Problemlösungen. Das bedeutet jedoch nicht, dass es ihm an geistiger Beweglichkeit, Intelligenz oder Auffassungsgabe mangelte. Er ist eben auch in seinem Denken ruhig und besonnen. Auch neigt er einer konservativen Wertschätzung zu. Schnelle Veränderungen sind ihm unangenehm. So steht der Ruhe und Besonnenheit auch eine gewisse Trägheit gegenüber, die ihn oft daran hindert, seine Ziele zu erreichen.

Die seelischen Eigenschaften des Eisenmenschen sind positiv: Er gilt als tolerant, zuverlässig und loyal. Da er überdies auch ein guter Zuhörer ist und Rücksicht auf andere nimmt, ist er bei seinen Mitmenschen in der Regel sehr beliebt und hat viele Freunde. Die schwächeren Seiten seines Wesens sind am ehesten in seinem mitunter etwas übertriebenen Gehorsam gegenüber falschen Autoritäten und seiner Schüchternheit zu sehen.

Typische Beschwerden

Solange Eisenmenschen keinen belastenden Umweltbedingungen ausgesetzt sind und sich ihrer Konstitution gemäß ernähren, haben sie eine stabile Gesundheit. Doch das Leben bringt in der Regel Schwierigkeiten mit sich, die sich erst mit der Zeit auf den Gesundheitszustand des Eisentyps auswirken. So kommt es in seiner Lebensmitte häufiger zu Stoffwechselstörungen, Diabetes mellitus, hormonellen Problemen in den Wechseljahren und Lungenkrankheiten wie Asthma. Eisenmenschen neigen auch zu Ödemen (Wasseransammlungen im Körpergewebe) und Verstopfung. Bad-kan-Beschwerden treten gehäuft im Frühling und am Abend auf. Feuchtes und schwüles Wetter ist besonders belastend.

Vorschläge zur Selbstbehandlung

Grundsätzlich ist für die körperlichen Schwierigkeiten, mit denen diese Menschen konfrontiert sind, vor allem die typgerechte Ernährungsweise von sehr großer Bedeutung. Die meisten Probleme des Eisentyps können durch die richtige Ernährung vermieden, gelindert oder sogar geheilt werden. Auch von Atemübungen und regelmäßiger Meditation können Bad-kan-Menschen sehr profitieren.

Die Ruhe und das Verständnis für seine Mitmenschen sind die besonderen Stärken des Eisentyps. Indem er diese Kräfte kultiviert und besonnen einsetzt, kann er seine Lebensziele langsam, aber sicher erreichen.

Berg – der mKhris-pa/Bad-kan-Typus

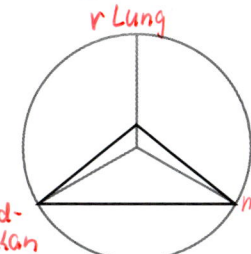

Beim Bergmenschen steht nicht das Überwiegen eines einzelnen Prinzips im Vordergrund wie bei den bisher besprochenen »reinen« Typen: Er ist dadurch gekennzeichnet, dass ein Prinzip, in diesem Fall die bewegende Kraft rLung, im Verhältnis zu der wärmenden Energie mKhris-pa und der erhaltenden Kraft Bad-kan zu schwach ausgeprägt ist.

Im Energierad zeigt sich, dass diese Konstellation stabiler ist, als wenn nur ein einzelnes Prinzip vorherrscht. Ganz allgemein kann man sagen, dass die Mischtypen energetisch gefestigter sind als die reinen Typen. Die drei Prinzipien kontrollieren die Elemente schon recht deutlich, wenn auch keine absolute harmonische Ausgewogenheit besteht, woraus die hier typischen Probleme resultieren.

Die körperliche Konstitution

Bergmenschen besitzen eine sehr starke Konstitution. Ihre Muskulatur ist gut ausgeprägt, ihre Knochen und Gelenke sind fest und ungewöhnlich belastbar. Auch ohne Training wirken diese Menschen oft erstaunlich muskulös. Andererseits können sie auch durch starkes Training ihre Muskelmasse nur unwesentlich erhöhen. Sie haben einen Hang zur Trägheit, der sie oft sehr belastet: Sie wollen zwar gern etwas für ihre körperliche Verfassung tun und haben auch den Drang, sich körperlich zu betätigen, doch fällt es ihnen schwer, sich durchzuringen, da sich sichtbare Erfolge nur langsam einstellen und ihre Ausdauer oft begrenzt ist.

Ausgewogener Stoffwechsel

Der Stoffwechsel des Bergmenschen ist sehr ausgeglichen und bereitet ihnen nur selten Probleme. Da Menschen, die zu diesem Typus gehören, gern essen und ihre Nahrung gut verwerten, neigen sie etwas dazu, Fett anzusetzen. Sie nehmen leicht zu, aber nur schwer ab. Allerdings hat die Gewichtszunahme bei ihnen eine natürliche Grenze, die nur bei extrem fettreicher Überernährung überschritten wird. Doch nur selten nimmt dieses bei Bergmenschen bedenkliche oder gesundheitsschädliche Ausmaße an.

Der Bergtyp ist ein sehr gutes Beispiel für die höhere energetische Stabilität der Mischtypen. Disharmonien zeigen sich weniger im körperlichen denn im seelischen Bereich, wenngleich sich letzteres auch psychosomatisch auswirken kann.

Die geistig-seelische Konstitution

Der Bergtypus ist intelligent, hat einen klaren, analytischen Verstand, und seine intellektuellen Leistungen sind meist überdurchschnittlich. Auch seine Intuition ist gut ausgeprägt, doch sein analytisches Denken macht es ihm oft schwer, ihr zu vertrauen. Er selbst hält sich für geistig sehr flexibel, doch das stimmt nur bedingt: Innerhalb seiner Denkmuster ist er zwar durchaus variabel, doch diese Denkmuster selbst zu durchbrechen fällt ihm außerordentlich schwer. Denn er ist meist fest davon überzeugt, dass er den richtigen Weg geht – was mitunter auch zutrifft. Das führt dazu, dass man ihn oft für stur oder im Extremfall für fanatisch und unbelehrbar hält.

Bergmenschen sind in der Lage, starke Gefühle zu empfinden, können diese jedoch nur schwer zeigen. Dieses Mangels sind sie sich oft durchaus bewusst und leiden darunter. Oft sind Bergmenschen der Philosophie oder Religion zugeneigt. Sie besitzen viel Mitgefühl für ihre Mitmenschen. Doch haben sie im Grund das Gefühl, diese nicht wirklich zu verstehen und auch selbst nicht von ihnen verstanden zu werden.

Typische Beschwerden

Die körperliche Verfassung des Bergmenschen ist in der Regel sehr stabil. Deshalb werden diese Menschen auch oft sehr alt. Ihre größten Probleme liegen im geistig-seelischen Bereich: Bergmenschen sind am häufigsten von allen Konstitutionstypen von Depressionen betroffen, die ihrerseits körperliche Beschwerden auslösen können.

Vorschläge zur Selbstbehandlung

Der Bergtypus hat viele gute Anlagen, die jedoch seiner aktiven Zuwendung bedürfen, um zur Geltung zu kommen. Seine Hauptaufgabe ist es, seine festen Gedankenmuster aufrichtig infrage zu stellen, sich anderen Menschen nicht nur durch Mitgefühl, sondern durch aktives Handeln zu nähern und zu lernen, Unnützes loszulassen.

Die tibetische Medizin empfiehlt zuerst Maßnahmen, die das bewegende Prinzip rLung in ihm stärker zur Geltung bringen und ihn dem Zustand der Harmonie zwischen innen und außen näher bringen. Am wichtigsten für den Bergmenschen sind die Verhaltensempfehlungen, die Ernährung und auch die reinigenden Atemübungen.

Im intellektuellen Rahmen bewegt sich der mKhris-pa/Bad-kan-Typus leichter als in der nackten Realität. Aus diesem Grund wirkt er auf seine Mitmenschen oft abgehoben, ohne dabei arrogant zu sein.

Mond – der rLung/Bad-kan-Typus

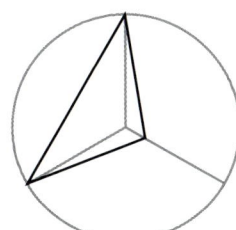

Beim Mondtypus ist das wärmende Prinzip mKhris-pa im Verhältnis zu den beiden anderen Energien sehr schwach ausgeprägt. Die beiden gut entwickelten Energien rLung, das bewegende Prinzip, und Bad-kan, das erhaltende Prinzip, sorgen jedoch für ein Mindestmaß an energetischer Stabilität, welche die Elementarkräfte bis zu einem gewissen Grad kontrolliert. Das Bild, das das Energierad zeigt, ähnelt dem des Bergtypus, doch die Auswirkungen sind ganz andere. Alle Aussagen über den Mondtypus müssen entsprechend relativiert werden. Mondmenschen sind von den sieben Konstitutionstypen am seltensten anzutreffen.

Die körperliche Konstitution

Menschen, die zum Mondtypus gehören, sind in der Regel groß und schlank und haben auch im Alter ein jugendliches Erscheinungsbild: Das liegt einerseits an ihrer Haut, die kaum zur Faltenbildung neigt und eine gute Spannkraft aufweist, andererseits an ihren Bewegungen, die sehr entspannt – wenn auch meist etwas unkontrolliert – wirken. Ihre Muskulatur ist zwar einigermaßen gut entwickelt, aber nicht sehr kraftvoll. Mondmenschen sind sehr ausdauernd: Erfolgreiche Marathonläufer gehören oft zu diesem Typus.

Der Mondtypus kann sich bei allen Lebensentscheidungen auf seine hervorragend entwickelte Intuition verlassen. Seine nach außen nicht immer wahrnehmbare Grundstabilität zeigt sich beispielsweise in seiner körperlichen Ausdauer.

Gut funktionierender Stoffwechsel

Der Stoffwechsel des Mondtypus arbeitet sehr gut und kann sich wechselhaften Bedingungen ausgezeichnet anpassen. Dennoch sind Mondmenschen überdurchschnittlich häufig von kleineren Krankheiten und gesundheitlichen Beschwerden bzw. Beeinträchtigungen betroffen. Diese überwinden sie allerdings auch schnell. Ernsthafte und chronische Erkrankungen sind beim Mondtypus eher selten.

Die geistig-seelische Konstitution

Auf geistiger Ebene lösen Mondmenschen bei anderen oft Verwunderung aus. Sie wirken manchmal ein wenig hektisch und zerfahren, treffen dann aber überraschend gut durchdachte, besonnene Entscheidungen.

Von ihren seelischen Anlagen her zählen Menschen dieses Konstitutionstyps oft zu den sympathischsten Zeitgenossen. Sie besitzen Witz und Humor, sind zuverlässig und mitfühlend und bewegen sich gern in Gesellschaft. Auf der Negativseite stehen diesen Eigenschaften allerdings ein gewisser Hang zur Oberflächlichkeit und eine übertrieben starke Ängstlichkeit vor der Meinung anderer gegenüber. Diese Ängstlichkeit ist wohl das größte Problem des Mondmenschen. Oft weiß er intuitiv genau, was für ihn der richtige Weg ist, doch seine Furcht, etwas falsch zu machen oder auf Ablehnung zu stoßen, lähmt ihn bei wichtigen Entscheidungen, die seine Lebensziele betreffen.

Der rLung/Bad-kan-Mensch ist grundsätzlich sehr kontaktfreudig. Allerdings neigt er zur Oberflächlichkeit, weil er es oft scheut, tiefere Gefühle zuzulassen.

Typische Beschwerden

Die Gesundheit des Mondtypus ist im Großen und Ganzen als gut und stabil zu bezeichnen, auch wenn dies auf den ersten Blick nicht so scheint: Relativ häufig leiden diese Menschen unter kleineren Wehwehchen, so dass der Eindruck von Kränklichkeit und einer allgemeinen körperlichen Schwäche, die die Entstehung von Beschwerden disponiert, entstehen mag. Auffällig ist jedoch bei näherer Betrachtung, dass keine der akut auftretenden Erkrankungen lange anhält und dass sie in der Regel ohne Komplikationen verlaufen. Ein großer Teil der gesundheitlichen Störungen des Mondmenschen ist psychosomatisch bedingt. Typisch für Menschen dieses Typs sind Unverträglichkeitserscheinungen und allergische Beschwerden.

Vorschläge zur Selbstbehandlung

Die großen Stärken des Mondtypus liegen sicherlich in seiner sozialen Kompetenz: Er kann gut mit Menschen umgehen und schafft es leicht, sich viele Freunde zu machen. Dieses umso mehr, wenn es ihm gelingt, seine Gefühle zu vertiefen. Dass ihm dies nicht so leicht fällt, hängt mit seinem größten Problem, der Ängstlichkeit, zusammen. Die wichtigste Lebensaufgabe des Mondmenschen liegt daher darin, seine Ängste zu überwinden. Gelingt ihm das, eröffnen sich für ihn neue Erfahrungswelten. Die tibetische Medizin hat beim Mondtypus das grundsätzliche Anliegen, das wärmende Prinzip mKhris-pa zu stärken. Neben der (für jeden anderen Energietypus auch empfohlenen) angemessenen und typgerechten Ernährung sind besonders die tibetische Massage und die entspannende Meditation als Heilmethoden von Bedeutung.

Sonne – der rLung/mKhris-pa-Typus

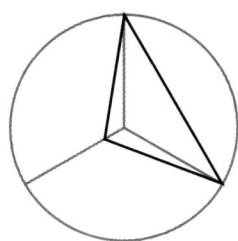

Beim Sonnetypus weist das Bild, das das Energierad zeigt, auf dieselbe energetische Situation hin, die wir schon bei den beiden vorausgegangenen Mischtypen erörtert haben: Während zwei Prinzipien gut ausgeprägt sind und damit für eine gewisse energetische Stabilität und Kontrolle der Elemente sorgen, ist ein Prinzip besonders schwach entwickelt. Diese Konstellation bewirkt eine Disharmonie der Kräfte, die bei der Entstehung von Problemen und Krankheiten mitverantwortlich ist.

Beim Sonnetypus handelt es sich bei der schwachen Energie um Bad-kan, das erhaltende Prinzip. Während das energetische Grundbild dem des Mondtypus und des Bergtypus sehr ähnlich ist, sind doch die konkreten Auswirkungen auf die Konstitution wieder völlig andere.

Die körperliche Konstitution

Sonnemenschen sind in der Regel schlank und haben einen sehnigen, kräftigen und beweglichen Körper. Deshalb fallen sie nicht selten als gute Sportler auf, allerdings nicht in Ausdauersportarten.

Dieser Typus führt uns deutlich vor Augen, dass eine sportliche Grundveranlagung nicht gleichbedeutend mit stabiler Gesundheit ist. Menschen, die diesem Konstitutionstypus angehören, neigen dazu, häufig krank zu werden. Insbesondere die Verdauung macht ihnen immer wieder zu schaffen. Mit zunehmendem Alter wird es für diese Menschen immer wichtiger, darauf zu achten, ihre Verdauungsorgane keinen großen Belastungen durch falsche Ernährung oder seelische Probleme auszusetzen.

Die geistig-seelische Konstitution

Im geistigen Bereich besitzt der Sonnemensch fast ausschließlich positive Anlagen: Er lernt sehr schnell und – was nicht gerade häufig ist – vor allem auch aus seinen Fehlern. Der Sonnetypus ist vielseitig interessiert, kann sich neuen Situationen gut anpassen, ist intelligent und schöpferisch veranlagt. Es fällt ihm leicht, neue Ideen und Gedanken sofort intuitiv zu erfassen und in sein Weltbild einzugliedern.

Der Sonnetypus wirkt äußerlich gesund und stabil, neigt von seinem Konstitutionstypus jedoch zu Kränklichkeit und Verdauungsstörungen. Falsche Ernährung und seelische Verdrängungen sind die Hauptursachen.

Andererseits hat er auch die Fähigkeit, vernünftig zwischen verschiedenen Möglichkeiten abzuwägen. Der Sonnemensch lässt sich weder zu unüberlegten Handlungen hinreißen, noch gibt er irrationalen Ängsten nach. Wenn es auf geistiger Ebene ein Problem bei Menschen dieses Konstitutionstyps gibt, so ist es lediglich die Tatsache, dass es ihnen manchmal ein wenig schwer fällt, ausdauernd bei einer Sache zu bleiben.

Das Seelenleben des Sonnetypus ist ähnlich ausgeglichen. Diese Menschen tragen die »Sonne im Herzen«. Sie sind großzügig, humorvoll, sind zu tiefer Liebe fähig und sind sich in Gefühlen und Gedanken eins: Sie denken mit Gefühl und fühlen mit ihren Gedanken. Dabei besteht kein Widerspruch. Ihre gute Intuition vermag sie auf ihrem spirituellen Weg anzuleiten. Leider misstrauen viele Sonnemenschen dabei ihrer inneren Stimme – meist zu unrecht. Auch im seelischen Bereich gilt daher für Menschen des sonnigen Konstitutionstyps, dass es ihnen manchmal schwer fällt, einen einmal eingeschlagenen Weg konsequent zu gehen. Zu leicht neigen sie dazu, ihr Ziel aus den Augen zu verlieren.

Der rLung/Khris-pa-Mensch tut gut daran, sich mehr auf seine Intuition zu verlassen, auf die er in den seltensten Fällen vertraut. Auch eine typgerechte Ernährung kann ihm bei der Erhaltung seines Wohlbefindens beste Dienste leisten.

Typische Beschwerden

Die Schwierigkeiten des Sonnemenschen mit seiner Gesundheit betreffen hauptsächlich seine Verdauung. Besonders häufig sind Beschwerden an Leber und Nieren, auch Durchfallerkrankungen treten oft auf. Ein weiteres Problem des Sonnemenschen ist seine Haut, die sehr empfindlich auf physikalische, chemische und biologische Reize reagiert.

Vorschläge zur Selbstbehandlung

Der Sonnemensch hat viele gute Eigenschaften, die er jedoch nur dann voll zur Geltung bringen kann, wenn er seine gesundheitlichen Probleme in den Griff bekommt. Seine Hauptaufgabe liegt also vor allem darin, auf seinen Körper zu achten und ihn zu pflegen.

Eine der wichtigsten Maßnahmen der tibetischen Medizin ist die Umstellung auf die typgemäße Ernährung. Nun ist die Ernährungsweise für alle Konstitutionstypen wichtig, doch für keinen in dem Maß wie für den Sonnemenschen. Allein durch eine ausgewogene und auf ihn abgestimmte Diät kann dieser Konstitutionstyp 90 Prozent möglicher gesundheitlicher Probleme vermeiden.

Stille – der ausgeglichene Typus

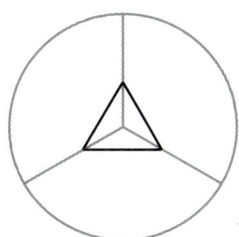

Das Energierad zeigt, dass dieser Typus durch ein ausgewogenes Verhältnis aller wirksamen Kräfte bestimmt ist. Die drei Prinzipien rLung, mKhris-pa und Bad-kan sind gleichmäßig ausgeprägt und stehen in einer harmonischen Beziehung zu den Elementen. Diese Menschen sind dem – natürlich niemals ganz erreichbaren – Bild des idealen Menschen von ihrer Konstitution her am nächsten. Das bedeutet nun keinesfalls, dass diese Menschen keine Probleme hätten: Es ist für Menschen dieses Konstitutionstyps jedoch am einfachsten, sich selbst zu verwirklichen und im Einklang mit sich selbst und der Welt zu leben. So gesehen ist diese Konstellation zwar günstig, aber gleichzeitig auch eine große Aufgabe und Verantwortung für den Betroffenen.

Je ausgeglichener die Energien in einem Menschen vorherrschen, desto größer ist seine Verantwortung für sich selbst, dieses empfindliche Gleichgewicht durch eine entsprechende Lebensführung zu erhalten.

Typische Beschwerden

Alles, was an körperlichen, seelischen oder geistigen Problemen auf den Stilletypus zukommen mag, ist auf die Vernachlässigung eines der drei Prinzipien zurückzuführen. Für keinen Typus gilt so sehr, dass jede Krankheit eine Vorgeschichte hat und eine deutliche Botschaft in sich trägt.

Vorschläge zur Selbstbehandlung

Die tibetische Medizin hat es mit dem Stillemenschen besonders leicht, da die Konstitution dieses Typus von einem energetischen Gleichgewicht aller wirksamen Kräfte durchdrungen ist. Sollten bei einem möglichen Ungleichgewicht Probleme auftreten, kann die Harmonie der drei Prinzipien schon durch einfachste Reize wiederhergestellt werden. Die tibetische Medizin hat keine »Reparatur« des Körpers im Sinn, wenn es um Heilung und Vorbeugung von Beschwerden geht. Stattdessen beachtet sie ausschließlich die drei Prinzipien, die den Menschen bestimmen, und versucht, diese immer wieder ins Gleichgewicht zu bringen. Aus diesem Grund ist diese Heilkunde für den Stillemenschen noch bedeutsamer als für alle anderen Konstitutionstypen. Sie ist die ideale, effektivste und vorteilhafteste Kunst, die vollkommene Gesundheit eines Menschen zu erreichen und zu erhalten.

Test zur Konstitutionsbestimmung

Mit dem folgenden Test können Sie herausfinden, zu welchem der sieben verschiedenen Konstitutionstypen der tibetischen Medizin Sie persönlich gehören. Manchmal ist der Blick auf das »Typische« sehr erhellend, denn es zeigt auch individuell abgestimmte Möglichkeiten auf, mehr für das Wohlbefinden und die Gesundheit zu tun und Erfüllung zu finden. Nur dadurch ist es überhaupt möglich, in einem Buch auch Ratschläge zu geben, die nicht zu allgemein gehalten sind, sondern bis zu einem gewissen Grad der Persönlichkeit des interessierten Lesers gerecht werden.

Durch die Fragen auf den nächsten Seiten werden sowohl Ihre natürlichen Veranlagungen deutlich gemacht als auch Ihre persönlichen körperlichen oder geistig-seelischen Schwachpunkte, die sich als Befindlichkeitsstörungen oder Beschwerden auswirken können.

So wird der Test durchgeführt

Wir empfehlen Ihnen zur Durchführung des Tests folgende Vorgehensweise:

• Notieren Sie, bevor Sie den Test durchführen, möglichst viele Ihrer – guten wie schlechten – Eigenschaften, die Sie an sich feststellen.

• Beantworten Sie dann die Testfragen spontan, ohne lange darüber nachzudenken, und versuchen Sie dabei, möglichst offen und ehrlich zu sich selbst zu sein.

• Es kann bei einigen Fragen dazu kommen, dass sie auf Ihre Situation nicht zutreffen oder dass keine der vorgegebenen Antwortmöglichkeiten wirklich zu Ihnen passt. Antworten Sie dann immer so, wie es für Sie persönlich, so wie Sie die Frage verstehen, am ehesten stimmt, oder wählen Sie die Antwort, die Ihrer Haltung am nächsten kommt.

• Lesen Sie, bevor Sie den Test auswerten, die Beschreibungen zu den sieben Konstitutionstypen durch, und überlegen Sie, welchem Sie sich zuordnen würden, so wie Sie jetzt sind und wie Sie sich zur Zeit fühlen. Verzichten Sie darauf, sich anhand der Beschreibungen zu überlegen, welcher Mensch Sie gerne sein würden oder einmal sein werden.

• Werten Sie erst dann den Konstitutionsbestimmungstest aus, und vergleichen Sie Ihr so erhaltenes Testergebnis mit Ihren vorherigen persönlichen Überlegungen.

Teil A – rLung

1. Ich habe einen leichten Schlaf.
a) Stimmt
b) Teilweise
c) Stimmt nicht

2. Meine Körpergröße ist für mein Alter und Geschlecht
a) unterdurchschnittlich.
b) durchschnittlich.
c) überdurchschnittlich.

3. Ich bin sprachlich gewandt.
a) Stimmt
b) Teilweise
c) Stimmt nicht

4. Ich habe einen feinen Körperbau.
a) Stimmt
b) Teilweise
c) Stimmt nicht

5. Ich kann Wind und Kälte nicht gut vertragen.
a) Stimmt
b) Teilweise
c) Stimmt nicht

6. Meine Muskulatur ist verhältnismäßig schwach entwickelt.
a) Stimmt
b) Teilweise
c) Stimmt nicht

7. Ich habe ein schlechtes Gedächtnis.
a) Stimmt
b) Teilweise
c) Stimmt nicht

8. Ich bin im Grunde genommen ein ängstlicher Mensch.
a) Stimmt
b) Teilweise
c) Stimmt nicht

9. Ich bin ein eher geselliger Mensch.
a) Stimmt
b) Teilweise
c) Stimmt nicht

10. Mein Alter liegt
a) über 60 Jahren.
b) zwischen 45 und 60 Jahren.
c) unter 45 Jahren.

Verhalten, Lebensgewohnheiten, bestimmte Vorlieben und Abneigungen sind immer typisch für ein bestimmtes energetisches Prinzip. Antworten Sie auf alle Fragen intuitiv.

Streichen Sie nur die körperlichen und geistigen Merkmale an, die Sie als wirklich typisch für Ihre Person empfinden und die in Ihrem Leben eine wichtige Rolle spielen. Wenn bestimmte Dinge in Ihrem Leben häufig auftreten, sind sie typisch für eine bestimmte Energie.

Teil B – mKhris-pa

1. Ich habe eine gute Auffassungsgabe.
a) Stimmt
b) Teilweise
c) Stimmt nicht

2. Meine Körpergröße ist für mein Alter und Geschlecht
a) durchschnittlich.
b) etwas über- oder unterdurchschnittlich.
c) deutlich über- oder unterdurchschnittlich.

3. Ich neige dazu, hart zu mir selbst zu sein.
a) Stimmt
b) Teilweise
c) Stimmt nicht

4. Ich esse und trinke gern.
a) Stimmt
b) Teilweise
c) Stimmt nicht

5. Ich neige dazu, stark zu schwitzen.
a) Stimmt
b) Teilweise
c) Stimmt nicht

6. Ich bin ein eher emotionaler Mensch.
a) Stimmt
b) Teilweise
c) Stimmt nicht

7. Ich vertrage Trockenheit und Kälte nicht gut.
a) Stimmt
b) Teilweise
c) Stimmt nicht

8. Ich kann mich veränderten Situationen gut anpassen.
a) Stimmt
b) Teilweise
c) Stimmt nicht

9. Ich bin sehr begeisterungsfähig.
a) Stimmt
b) Teilweise
c) Stimmt nicht

10. Mein Alter liegt
a) zwischen 20 und 45 Jahren.
b) über 45 Jahren.
c) unter 20 Jahren.

Teil C – Bad-kan

1. Ich schlafe tief und lange.
a) Stimmt
b) Teilweise
c) Stimmt nicht

2. Meine Körpergröße ist für mein Alter und Geschlecht
a) überdurchschnittlich.
b) durchschnittlich.
c) unterdurchschnittlich.

3. Ich liebe scharfe Speisen.
a) Stimmt
b) Teilweise
c) Stimmt nicht

4. Ich bin ein eher ruhiger Typ.
a) Stimmt
b) Teilweise
c) Stimmt nicht

5. Ich bin sehr tolerant.
a) Stimmt
b) Teilweise
c) Stimmt nicht

6. Meine Muskulatur ist gut entwickelt.
a) Stimmt
b) Teilweise
c) Stimmt nicht

7. Ich überlege lieber längere Zeit, als spontan zu entscheiden.
a) Stimmt
b) Teilweise
c) Stimmt nicht

8. Ich bin ausdauernd und belastbar.
a) Stimmt
b) Teilweise
c) Stimmt nicht

9. Ich liebe trockenes und warmes Klima.
a) Stimmt
b) Teilweise
c) Stimmt nicht

10. Mein Alter liegt
a) unter 10 Jahren.
b) zwischen 10 und 25 Jahren.
c) über 25 Jahren.

Bevor Sie den Test auswerten, lesen Sie in aller Ruhe die ausführlichen Beschreibungen zu den verschiedenen Konstitutionstypen. Anschließend überprüfen Sie das Ergebnis des Tests mit Ihrer persönlichen Einschätzung von sich selbst.

Meine persönlichen Testwerte
rLung: . . . . Punkte
mKhris-pa: . . . . Punkte
Bad-kan: . . . . Punkte

Die Auswertung

Zählen Sie nun Ihre Punkte für jeden der drei Abschnitte gesondert zusammen. Jede a-Antwort erhält dabei zwei Punkte, jede b-Antwort einen, jede c-Antwort keinen. Als Ergebnis erhalten Sie drei Zahlen zwischen 0 und 20, die das Maß der in Ihnen verwirklichten Energien ist.

Neben der Tabelle, in die Sie Ihre persönlichen Werte eintragen, sehen Sie ein Energierad (lesen Sie hierzu auch Seite 81).

In dieses Rad tragen Sie Ihre Testergebnisse ein und verbinden die Punkte miteinander. Sie müssen dabei nicht allzu genau vorgehen: Tragen Sie die Energie, bei der Sie im Test am meisten Punkte bekommen haben, auf der entsprechenden Speiche ganz außen und die, bei der Sie am wenigsten Punkte gezählt haben, ganz innen ein. Die Markierung der dritten Energie liegt dann dazwischen. Als Ergebnis erhalten Sie ein Dreieck, das ein Abbild Ihres Energiezustands darstellt. Vergleichen Sie dieses mit den Typenbildern auf Seite 81.

Anhand der folgenden drei Beispiele können Sie sehen, wie man die Energieräder im Einzelnen deutet. Dies ist besonders dann wichtig, wenn die Werte bei den jeweiligen Konstitutionstypen eng zusammen liegen oder man zu einem Mischtyp neigt:

In Beispiel 1 ist das Ergebnis eindeutig: Es handelt sich hier um einen rLung-Typus, also einen Sturmmenschen; schon die Punkteverteilung macht dies sehr deutlich.

In Beispiel 2 ist auf den ersten Blick nicht ersichtlich, um welchen Typus es sich handelt. Ist es ein Bad-kan-Typus (Eisen) oder rLung/Bad-kan-Typus (Mond)? Erst wenn Sie sich die Testwerte genauer ansehen, können Sie feststellen, dass eine leichte Tendenz zum Eisentypus besteht (rLung und mKhris-pa liegen

Jedes Energierad stellt ein Bild dar, das es uns erleichtert, die Zusammenhänge zwischen Prinzipien und den Elementen zu erfassen und zu erkennen, wie sie jeden Menschen in seiner unverwechselbaren Persönlichkeit formen.

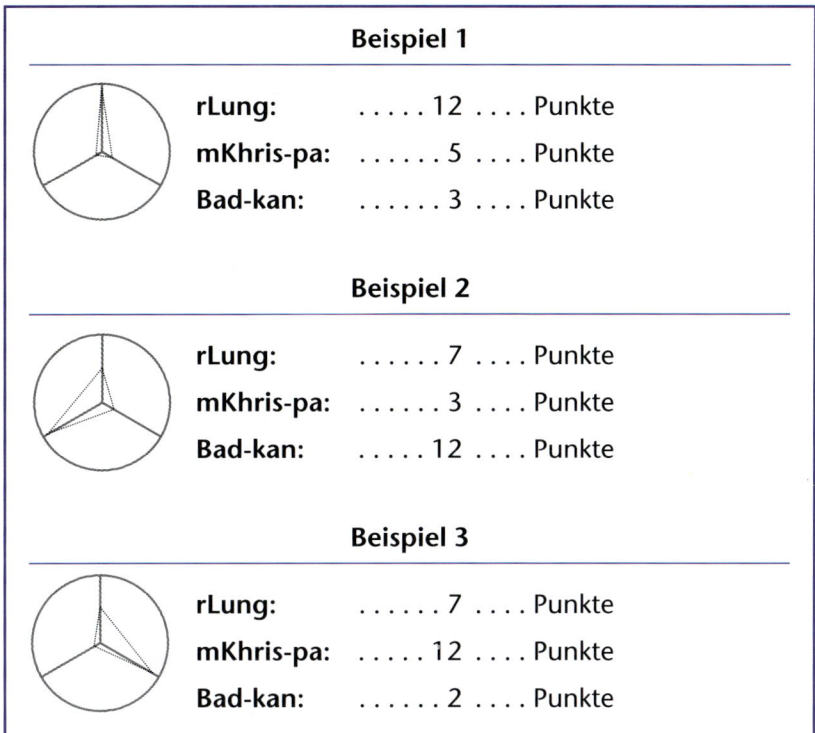

Sollte weder das Energierad noch das Ergebnis des Tests einen genau ablesbaren Aufschluss über Ihren Konstitutionstyp geben, entscheiden Sie sich nach der Lektüre der Beschreibung der Konstitutionstypen nach Ihrem Gefühl.

näher beieinander als rLung und Bad-kan). Dennoch sollten Sie die Beschreibung beider Typen lesen und danach entscheiden, was Ihr Gefühl Ihnen sagt!

Bei unserem Beispiel 3 ist auch an den Testergebnissen kein Konstitutionstypus eindeutig zu ermitteln. In einem solchen Fall empfiehlt es sich, beide Typbeschreibungen zu lesen und sich intuitiv für einen von beiden zu entscheiden, oder aber die Ratschläge für beide Konstitutionstypen zu befolgen.

Übereinstimmungen überprüfen

Sie haben jetzt Ihre Testergebnisse eingetragen, Ihre Werte in das Energierad übertragen und die Beschreibungen zu den Konstitutionstypen gelesen. Stimmt das Ergebnis des Tests mit Ihrer intuitiven Einschätzung überein? Wenn nicht, so heißt das keinesfalls, dass Sie sich geirrt haben. Vielleicht liegen Sie genau zwischen zwei der beschriebenen Typen. Lesen Sie in diesem Fall die Beschreibung beider Konstitutionstypen durch, und überlegen Sie, welche Anteile Sie von jedem Konstitutionstyp in sich wiederfinden.

Den Menschen heilen

Wer mit der tibetischen Medizin behandelt werden möchte, ist am besten in den Händen eines entsprechend ausgebildeten Arztes aufgehoben. Doch bietet die Heilkunde sowohl zur Vorbeugung als auch zur Gesunderhaltung viele Ansätze, die man größtenteils selbstständig in seinen Alltag integrieren kann. Der Kanon der Behandlungsformen reicht von bestimmten Verhaltens- und Ernährungsweisen über meditative Übungen bis hin zur Kräutermedizin. Wichtigste Grundlage ist auch hier eine sorgfältige Selbstanalyse der eigenen energetischen Konstitution.

Behandlungsformen der tibetischen Medizin

Die Ursachen für Krankheit und Leiden, welche die tibetische Medizin kennt, legen eine Reihe bestimmter Behandlungsformen nahe.
Dabei werden immer wieder die Lehren Buddhas als die innere und übergeordnete Grundlage herangezogen, Leiden und Krankheit vorzubeugen und zu heilen. Da die Verursacher des Leidens Unwissenheit, Begierde und Aggression sind, wird derjenige, der aufrichtig nach Befreiung strebt und diesen »drei Giften« dadurch entgegenwirkt, weniger von Krankheiten befallen werden. Die Annahme der buddhistischen Philosophie ist so gesehen die umfassendste und beste Therapie. Hier zeigt sich auch, wie sehr die buddhistische Lehre auf den konkreten Heilungsprozess einwirkt. Es wird nicht nur ein Kräftegleichgewicht angestrebt; der Patient soll durch ein höheres Lebensziel auch gleichzeitig spirituell gesunden bzw. reifen.

Der Arzt als spirituelles Vorbild des Patienten

Doch in der ärztlichen Praxis ist diese »Therapie« nicht leicht umzusetzen: Ein tibetischer Arzt wird einen Patienten, der ihn etwa wegen Leibschmerzen aufsucht, nicht kurzfristig Heilung verschaffen können, indem er ihm eine buddhistische Lebensführung nahelegt, selbst wenn dies das Ziel aller Behandlungsweisen sein sollte. Natürlich muss hier konkrete Hilfe etwa durch Akupunktur oder Moxibustion geleistet werden. Doch der Arzt muss auch das spirituelle Bild des Patienten einbeziehen. Vor allem im Hinblick auf die dauerhafte Gesundung und das Vermeiden weiterer Krankheiten darf dies nicht vernachlässigt werden.
Der tibetische Arzt kann jedoch seinen Patienten ein echtes Vorbild und somit auch Lehrer im buddhistischen Sinn sein. Schließlich wirkt er bereits durch seinen Status als »Vertreter des Buddha« oft als Vertrauensperson. Selbst wenn diese Vorbildhaltung auch keine Behandlung im eigentlichen Sinn ist, so ist doch eine wahrhaftige, dauerhafte und von innen herauskommende Heilung letztendlich nur möglich, wenn die drei Gifte

Je tiefer ein tibetischer Arzt dem Buddhismus, der geistigen Grundlage der tibetischen Medizin, zugewandt ist und je mehr er ihn verinnerlicht hat, desto mehr gewinnt seine Ausstrahlung als Heiler und Vertrauensperson.

> **Therapieformen in der tibetischen Medizin**
>
> - Buddhistisches Leben
> - Pflanzliche Heilmittel
> - Massagen und Wasseranwendungen
> - »Kleine Chirurgie« (Moxibustion und Akupunktur, Aderlass und Schröpfen)
> - Spirituelle Therapie (Gebete, Mantras und Rituale)
> - Meditation
> - Rechte Ernährung
> - Rechtes Verhalten

Verschiedene Heilmethoden der tibetischen Medizin sind nur von einem tibetischen Arzt durchführbar. Zur Selbstbehandlung eignen sich besonders die reinigenden Atmungen, die Energiepunktmassage, die Meditation und insbesondere die Ernährungsregeln.

vom Patienten selbst überwunden werden. Je größer das Vertrauen des Patienten in den Arzt als spirituellen Lehrer ist, desto leichter kann ihm dies gelingen.

Die direkten Krankheitsursachen wird der Arzt in einem möglichen Ungleichgewicht der drei Energien suchen. Er versucht dann, die Energiebalance durch unmittelbare Maßnahmen wie das Verschreiben von Heilkräutern und andere direkte Behandlungsformen wiederherzustellen.

Direkte Behandlungsformen von Beschwerden

Die direkten Behandlungsformen, die dem tibetischen Arzt zur Verfügung stehen, sind der Einsatz von Medikamenten, Massagen, Nadel- und Wärmeakupunktur. Bei schweren und seelischen Krankheiten kommen außerdem spirituelle Therapien hinzu.

In der Praxis ist die tibetische Medizin vor allem eine Kräuterheilkunde. Der tibetische Arzt wird seinem Patienten in erster Linie bestimmte Heilmittel verabreichen, die dieser innerlich anwendet. Als nächstes wird er ihm wichtige Ratschläge geben, wie er seine Ernährung und sein Verhalten ändern sollte, um die Krankheit zu überwinden.

Welche Formen für eine Selbstbehandlung geeignet sind

Besonders wir Menschen des westlichen Kulturkreises, die wir über Muße und gesicherte Lebensumstände verfügen, können sehr von den Empfehlungen der tibetischen Medizin profitieren, insbesondere, was die Ernährung angeht. Auch die Verhaltensregeln der tibetischen Medizin, die der Gesundheit von Körper, Seele und Geist förderlich sind, können wir ohne weiteres umsetzen, auch ohne Besuch eines tibetischen Arztes.

Einige Therapieformen kommen dagegen für uns kaum oder gar nicht infrage: Die so genannte kleine Chirurgie, die tibetischen Formen der Nadel- und Wärmeakupunktur, des Aderlasses und des Schröpfens, sowie die Kräutermedizin im Allgemeinen und vor allem die spirituellen Therapien, die ausschließlich von einem tibetischen Lama durchgeführt werden können – mit Ausnahme der Meditation.

Wichtiger Bestandteil des Heilens – Einfühlungsvermögen

Wir werden in diesem Kapitel alle Therapieformen der tibetischen Medizin ausführlich vorstellen. Doch das Hauptgewicht wird auf jenen Maßnahmen liegen, aus denen Sie auch ohne ärztlichen Beistand Nutzen ziehen können. Neben der Ernährungslehre und den Empfehlungen für die Lebensführung im Alltag handelt es sich dabei vor allem um die Massage und die besondere Form der tibetischen Meditation.

Nicht genug kann betont werden: Für das Verständnis der tibetischen Medizin ist das ganze Lehrgebäude wichtig, dem sie entspringt. Und wir sollten uns auch darüber im Klaren sein, dass alle Maßnahmen der tibetischen Medizin keine »Techniken« sind, sondern des Einfühlungsvermögens und der Intuition bedürfen. Das gilt umso mehr, wenn wir ohne Anleitung eines erfahrenen und mitfühlenden Arztes, der in der tibetischen Heilkunde ausgebildet ist, vorgehen. Mit Respekt vor den alten Traditionen, mit Offenheit und Achtsamkeit werden wir jedoch viel für uns gewinnen können.

Sensibilität für sich selbst und die Kräfte, die auf und in einem wirken, zu entwickeln, ist eine der ersten Lehren, die wir aus der tibetischen Medizin ziehen können.

Der Buddhismus ist die Religion des Mitgefühls, das alles durchdringt und stets gegenwärtig ist. Der tibetische Arzt ist zugleich immer auch spiritueller Lehrmeister für seinen Patienten, und soll ihn unterstützen, den rechten Lebensweg einzuschlagen.

Das rechte Verhalten

Zum Verhalten eines Menschen gehört nicht nur sein äußerlich sichtbares Handeln, sondern auch sein inneres Verhalten in Form von Gedanken und Gefühlen. Schließlich sind es unsere Gedanken und Gefühle, die uns erst handeln lassen – im Guten wie im Schlechten.

Denken, Fühlen, Handeln

Wir sollten uns immer gewahr sein, dass vor jeder Handlung, und sei sie noch so einfach, eine Absicht steht, die von unseren Gefühlen geleitet ist. Diese Einsicht ist besonders wichtig für diejenigen von uns, die glauben, dass jede Entscheidung vom Verstand ausgeht.

Die primären Ursachen für Leid und Krankheit sind drei geistig-seelische Verhaltensweisen. Der Buddhismus nennt sie die drei Gifte – Unwissenheit, Begierde und Aggression. Der achtfache Pfad, der zur inneren und äußeren Befreiung des Menschen führen kann, zeigt deutlich, welche Verhaltensweisen uns vom Leiden befreien, das diesen Ursachen entsprungen ist (lesen Sie hierzu auch Seite 48ff.).

Neben diesen Hauptursachen, die sich im Verhalten niederschlagen, gibt es aber auch viele alltägliche Verhaltensweisen, die unserer Gesundheit abträglich sind. Dazu gehören unsere Ernährungsgewohnheiten, unser Verhalten anderen gegenüber, unsere Schlafgewohnheiten und unsere Atmung. Selbst die Art, wie wir uns kleiden, kann unsere Gesundheit beeinflussen.

Selbstbeobachtung und Achtsamkeit sind die ersten Schritte, die zur Veränderung von Verhaltensweisen führen, die uns schaden. Wenn wir nicht aufmerksam bleiben und stattdessen immer weiter unseren unbewussten Gewohnheiten folgen, werden wir keine Fehler bemerken und uns nicht zum Positiven hin ändern können.

Lebensumstände

Neben dem täglichen Verhalten unterscheidet die tibetische Medizin noch zwischen dem jahreszeitlichen Verhalten und dem spontanen Verhalten. Das jahreszeitliche Verhalten bezieht sich auf Veränderungen der äußeren Umstände, denen wir ausgesetzt sind und auf die wir in angemessener Weise reagieren sollten. Manche der sinnvollen jahreszeitlich angepassten Verhaltensweisen bedürfen kaum der Erklärung: So sollte man sich im Winter warm anziehen, während im Sommer leichtere Kleidung angemessen ist. Die tibetische Medizin sieht jedoch noch andere Zusammenhänge zwischen uns selbst und den Jahreszeiten, die unser Verhalten beeinflussen.

Frühling, Sommer, Herbst und Winter sind an die drei Prinzipien rLung, mKhris-pa und Bad-kan gekoppelt. rLung ist besonders im Sommer aktiv, mKhris-pa im Herbst und Bad-kan im Frühling. Der Winter ist, was die Aktivität der drei Energien angeht, neutral. Da eine dieser Energien immer zu einer bestimmten Zeit des Jahres besonders aktiv ist, kommt es leichter zu einem Ungleichgewicht der Kräfte; besonders dann, wenn die betreffende Energie bei einem Menschen bereits gestört ist. Diesen Schwankungen muss Rechnung getragen werden, vor allem durch eine Anpassung der Ernährungsweise.

Das richtige jahreszeitliche Verhalten

Das Klima und die Umgebung, in der wir uns aufhalten, können wir uns, wie auch die Jahreszeiten, leider nicht immer aussuchen. Doch es ist wichtig, zu wissen, welche Witterung einem nützt oder schadet. Dabei gibt es wichtige Unterscheidungen für die jeweiligen Konstitutionstypen.

Wenn rLung überwiegt, hilft der Aufenthalt an dunklen und warmen Orten. Die Umgebung sollte die Sinne beruhigen und erfreuen. Ideal ist eine ruhige, schöne Landschaft.

Bei einem Übergewicht von mKhris-pa sollte der bevorzugte Aufenthaltsort kühl und schattig sein. Die ideale Umgebung ist das Meer. Kaltes Wasser ist wohltuend.

Ist Bad-kan die überwiegende Energie, so ist der Aufenthalt an trockenen, warmen und sonnigen Orten besonders angenehm.

Die Gemeinschaft mit anderen Menschen

Der Mensch ist ein geselliges Wesen, und er bedarf der Gemeinschaft anderer Menschen: als Säugling, um zu überleben, und im Lauf seines weiteren Lebens für seine geistige und seelische Entwicklung. Die Gemeinschaft mit anderen Menschen ist wichtig und geradezu ein Grundbedürfnis. Aus diesem Grund kann der falsche Umgang mit Menschen auch schaden.

Der Gegenpol zur Geselligkeit ist die Einsamkeit, und der Mensch bedarf beider Aspekte für sein Wohlsein. Wird die Ge-

Es gibt Menschen, die unter so genannter Wetterfühligkeit leiden. Sie besitzen eine besonders intensive Verbindung zu klimatischen Veränderungen, die sie unangenehmerweise körperlich wahrnehmen.

meinschaft anderer nur gesucht, um aus der Einsamkeit zu flüchten, so wird die Gesellschaft anderer Menschen zum Zwang. Werden andere Menschen lediglich als Mittel zur Verwirklichung egoistischer Zwecke benutzt, so bleibt man in der Gemeinschaft einsam. Wird Umgang mit Menschen gepflegt, die einem nicht gut tun, entstehen negative Kräfte, die die eigene Entwicklung beeinträchtigen.

Ein Mensch, der keine Stille in sich findet und sich daher dem Außen zuwendet und Geselligkeit um jeden Preis sucht, ist besser beraten, übermäßige, wahllose Gemeinschaft mit anderen Menschen zu reduzieren, während jemand, der eher träge ist und wenig Kontakte pflegt, sich nach außen wenden und neue Anregungen suchen sollte.

Die verschiedenen Energietypen haben unterschiedliche Bedürfnisse, was die Geselligkeit mit anderen Menschen anbelangt. Für jeden Typus gibt es bestimmte Empfehlungen, in welcher Form er seine Geselligkeit ausleben soll.

Die richtige Art der Gemeinschaft

Die tibetische Medizin gibt in Bezug auf das gesellige Wesen des Menschen besondere Ratschläge. Sie beziehen sich auf die Energie, die im Einzelnen überwiegt. Rufen wir uns dazu in Erinnerung, dass die Konstitutionstypen der tibetischen Medizin keineswegs primär körperliche, sondern ebenso geistig-seelische Grundmuster darstellen.

rLung-Menschen sollten sich nicht mit zu vielen Menschen umgeben. Sie sollten stattdessen danach trachten, möglichst viel in ruhiger Umgebung mit guten Freunden oder geliebten Menschen zu verkehren.

mKhris-pa-Menschen sollten vornehmlich darauf achten, mit Menschen zusammen zu sein, mit denen sie harmonieren und keinen Streit beginnen. Es ist zwar nicht immer sinnvoll, Streit zu vermeiden, doch für diejenigen, bei denen ein Übermaß an mKhris-pa vorliegt, sind Konfrontationen, die das Gift der Aggression verstärken, welches mit mKhris-pa assoziiert ist, immer auch schädlich.

Menschen, bei denen Bad-kan im Vordergrund steht, sollten oft mit anderen Menschen zusammenkommen, die ihnen gut tun. Sie sollten mit vielen Menschen verkehren und bereit sein, immer wieder neue Bekanntschaften zu schließen.

Wie bei allen Empfehlungen, die die tibetische Medizin gibt, sollen diese Ratschläge nicht gedankenlos befolgt werden. Jeder Mensch ist anders, und nur die aufrichtige Selbstbeobachtung kann wirklich darüber Auskunft geben, ob eine empfohlene Maßnahme im Einzelfall förderlich und angenehm ist.

Der Atem

Das Atmen ist ein natürlicher Vorgang, der keiner besonderen Kontrolle bedarf. Wir atmen auch, wenn wir schlafen, und selbst dann, wenn wir bewusstlos sind. Eine absichtliche Kontrolle der Atmung wird daher in der Regel keinen Vorteil bringen und kann sogar der Gesundheit schaden. Vor allem zu schnelles Atmen ist ungesund. Es führt zu einem Übergewicht von rLung und kann bei entsprechender Angewohnheit die Lebensdauer letztlich verkürzen. Die normale, gesunde Atemfrequenz beträgt nach Ansicht der tibetischen Medizin etwa 15 Atemzüge pro Minute.

Die drei reinigenden Atemübungen

Eine Ausnahme bilden die drei reinigenden Atemübungen, auch der lebensverlängernde Atem genannt. Diese Folge von Übungen wird von Visualisierungen (bildhaften Vorstellungen) begleitet und dient dazu, das Gleichgewicht der drei Energien zu stabilisieren oder wiederherzustellen. Die Voraussetzungen für die Übungen sollten so aussehen:

- Die Übungen werden am besten morgens nach dem Aufstehen durchgeführt.
- Der Übende sollte ausgeruht, konzentriert und in einer ruhigen Gemütsverfassung sein.
- Der Mund bleibt geschlossen, und die Zunge berührt sanft den Gaumen direkt über den Schneidezähnen.

Da die tibetische Art der ruhigen Atmung als optimal für das allgemeine Wohlbefinden angesehen wird, gibt es in der tibetischen Medizin ganz im Gegensatz zum indischen Yoga nur wenige Atemübungen.

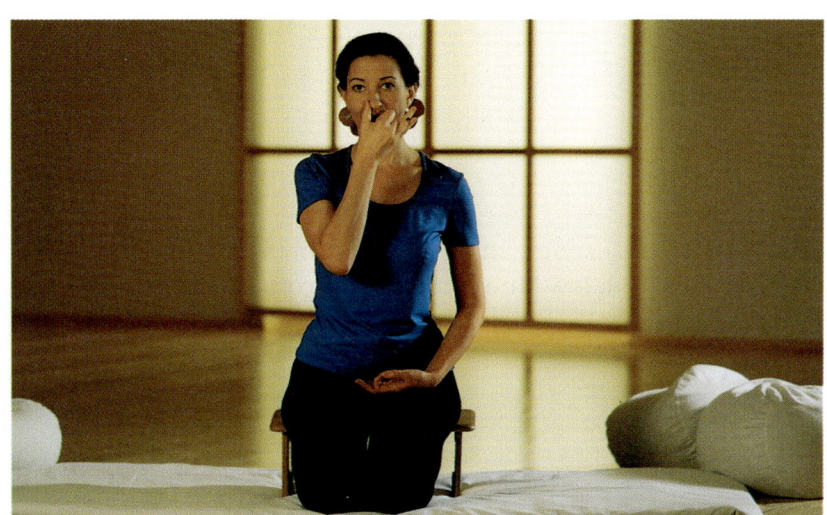

Die Atemübungen helfen dabei, die drei Gifte Wut, Begierde und Illusion abzubauen. Darüber hinaus sollen sie dem Anwender Kraft und Stärke für den Alltag geben.

Die erste Stufe

Die erste Stufe der Übungsfolge dient dazu, rLung zu reinigen und das Gift der Begierde zu neutralisieren.

- Der rechte Daumen drückt dazu leicht gegen den rechten Nasenflügel, so dass der Atem nur durch das linke Nasenloch ein- und ausströmt.
- Das Ausatmen wird von der Vorstellung einer unreinen, schwarzen Energie begleitet, die vom Unterleib aus nach oben fließt, mit der verbrauchten Atemluft ausgestoßen wird und sich dann in der Erde auflöst.
- Beim Einatmen visualisiert der Übende hingegen eine reine, weiße Energie, die mit der Atemluft in seinen Körper einfließt und zum Nabel sinkt, wo sie sich sammelt und das Gift der Begierde auflöst.

In der Regel werden diese drei Übungen nacheinander durchgeführt. Wenn jedoch lediglich eine Energie gezielt behandelt werden muss und dem Patienten gleichzeitig von zu vielen Atemübungen abgeraten wird, kann auch nur ein Übungsteil angewendet werden.

Die zweite Stufe

Die zweite Stufe dient der Reinigung von mKhris-pa und der Befreiung vom Gift der Aggression.

- Der Übende verschließt nun mit dem linken Daumen das linke Nasenloch und atmet nur durch das rechte.

Beim Ausatmen stellt man sich dabei vor, wie eine unreine, gelbrote Energie von der Körpermitte her aufsteigt, mit dem Atem den Köper verlässt, zur Erde sinkt und sich in ihr schließlich auflöst.

- Mit dem Einatmen visualisiert der Übende eine klare, rote Energie, die zur Körpermitte fließt, sich im Solarplexus sammelt und dabei die Aggressionen neutralisiert.

Die dritte Stufe

Die dritte Stufe dient der Reinigung von Bad-kan und der Befreiung vom Gift der Illusion.

- Beide Nasenlöcher bleiben dabei unbedeckt, man atmet in ruhigen, tiefen Zügen durch beide ein.
- Beim Ausatmen wird eine unreine, graue Energie visualisiert, die den Körper durch die Stirnmitte verlässt. Auch diesmal wird das Ausatmen von der Vorstellung begleitet, dass die unreine Energie in die Erde fließt und sich dort auflöst.
- Das Einatmen wird von der Visualisierung einer reinen, blauen Energie begleitet, die durch die Stirnmitte in den Körper fließt, sich im Gehirn sammelt und das Gift der Illusion unwirksam werden lässt.

Vom richtigen Schritt

Eine der besten vorbeugenden Maßnahmen gegen Beschwerden ist ausreichende Bewegung. Schon ein täglicher ausgedehnter Spaziergang hält Herz, Kreislauf und Stoffwechsel gesund und sorgt für ihr reibungsloses Funktionieren.
Regelmäßiges Gehen bedeutet jedoch mehr als eine unspezifische Bewegung. Gehen kann eine Art Körpermeditation sein, die die innere Ruhe fördert. Es wirkt duch seinen gleichmäßigen Rhythmus als sanfte Vibrationsmassage, die sich wohltuend auf alle inneren Organe auswirkt, und harmonisiert gleichzeitig die Atmung. Wenn man dies in Betracht zieht, verwundert es nicht, dass in der tibetischen Medizin das Gehen als eine therapeutische Maßnahme eingesetzt wird. Doch auch bei dieser »Behandlung« wird auf die Besonderheiten jedes Menschen eingegangen. So gibt es für jeden Konstitutionstyp besondere Empfehlungen.

Das Gehen als therapeutische Übung

Wenn wir das Gehen als Übung betrachten, können wir drei Aspekte unterscheiden: Erstens können wir langsam oder schnell gehen, zweitens kraftvoll oder locker, und drittens können wir beim Gehen unser Bewusstsein nach innen auf unseren Körper ausrichten oder uns auf die Außenwelt konzentrieren. Jeder dieser drei Aspekte hat seine spezifischen Wirkungen auf Körper, Geist und Seele und damit auch auf das Gleichgewicht der drei Energien rLung, mKhris-pa und Bad-kan.

Das richtige Gehen

Für jeden Menschen ist eine andere Art des Gehens heilsam und förderlich.
Besteht ein Übergewicht an rLung, sollte der Gang langsam sein, um die körperliche und geistige Entspannung zu fördern. Zugleich sollte er kraftvoll sein, um die Muskulatur zu aktivieren. Die Aufmerksamkeit des Gehenden sollte nach außen gerichtet sein, um die geistig-seelische Unruhe, die ein rLung-Übergewicht auslöst, zu reduzieren.
Ist mKhris-pa im Übermaß vorhanden, sollte das Tempo beim Gehen nicht zu schnell, aber auch nicht zu langsam sein. Eine schnelle und daher anstrengende Gangart verstärkt die Hitze, die mKhris-pa mit sich bringt. Ein sehr langsamer Gang verla-

Gehen wir schnell, aktivieren wir unseren Kreislauf und die Atmung. Ist der Gang kraftvoll, werden unsere Muskeln locker. Richten wir das Bewusstsein beim Gehen auf den Körper, verbessern wir unsere Koordination. Konzentrieren wir uns auf die Außenwelt, aktivieren wir die Sinne.

gert hingegen die Hitze auf die seelisch-geistige Ebene. Der Übende sollte locker gehen, um seine körperlichen Verspannungen zu lösen und Hitze abgeben zu können, und er sollte seine gesamte Aufmerksamkeit nach innen auf seine wahren Empfindungen richten, um zu lernen, seine Energien besser zu koordinieren.

Wer über zu viel Bad-kan verfügt, sollte schnell gehen, um seinen Kreislauf und seine Atmung zu stärken. Er sollte kraftvoll ausschreiten, um seine Muskulatur zu aktivieren, und seine Konzentration auf die körperlichen Vorgänge in seinem Inneren richten, um seine allgemeine Koordination – auch von einzelnen Bewegungsabläufen – zu verbessern.

Der gesunde Schlaf

»Gesunder Schlaf bringt Glück, nährt den Körper, verleiht Stärke und Vitalität, gibt Wissen und spendet Leben.« Dieser altindischen Weisheit verpflichtet sich auch die tibetische Medizin, die den Schlaf als Heilmittel kennt.

Ein gesunder Schlaf ist für unsere körperliche, seelische und geistige Gesundheit von großer Bedeutung. Nicht nur die körperliche Erholung ist dabei wichtig, sondern ebenso die geistig-seelische Ruhe – und vor allem die Träume, die ein gesunder Schlaf mit sich bringt. Schlaf ist lebenswichtig. Ohne Nahrung kann ein Mensch länger überleben als ohne Schlaf. Jemand, der sich gesund ernährt, sich ausreichend bewegt und seelisch ausgeglichen ist, wird dennoch nicht gesund sein, wenn er schlecht schläft, sich zu früh oder zu spät zur Ruhe begibt oder zu viel oder zu wenig Schlaf bekommt.

Oft ist ungesunder Schlaf die Folge von schlechten Gewohnheiten, falscher Ernährung, körperlichen oder seelischen Belastungen oder belastenden Umweltbedingungen. Wer abends seine Verdauung mit einem schweren Essen belastet, unter viel Stress und Sorgen leidet oder aber in einem Zimmer schlafen muss, in dem selbst nachts ununterbrochen Lärm zu hören ist, wird nur schwer einen tiefen, erholsamen Schlaf finden können.

Richtig schlafen

Die Grundvoraussetzungen für einen gesunden Schlaf sind regelmäßige Schlafenszeiten, eine vernünftige Ernährung mit leichten Mahlzeiten vor dem Schlafengehen und das Vermeiden von Stress. Diese Regeln sind vielen Menschen wohl bekannt; die tibetische Medizin gibt darüber hinaus noch verschiedene Ratschläge für die unterschiedlichen Konstitutionstypen.

Die Bedürfnisse des Körpers erfüllen

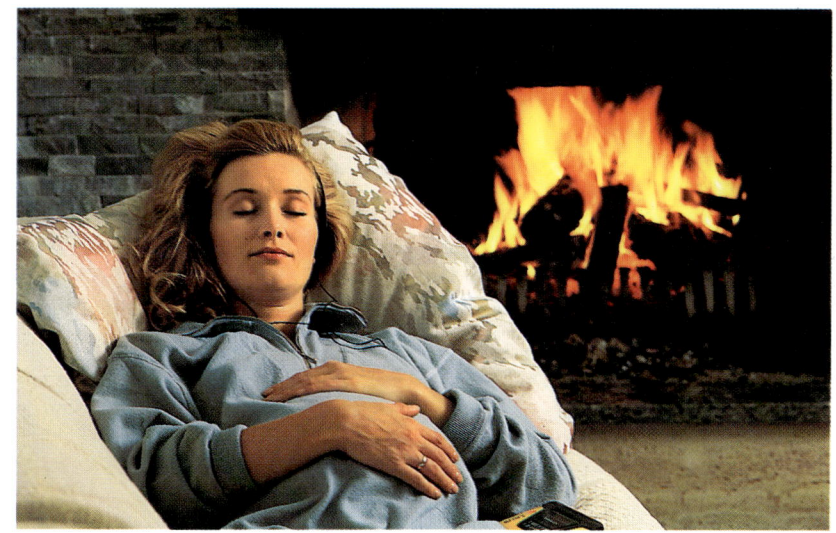

Vor allem in der Schwangerschaft sollte man darauf achten, dem Körper die nötige Entspannung und eine erholsame Nachtruhe zu gönnen. Mehr Gelassenheit und Zuversicht sind gerade in dieser Zeit sehr wichtig.

Menschen, die vor allem durch rLung bestimmt sind, sollten früh zu Bett gehen und früh aufstehen. Sie sollten viel schlafen, an einem warmen, dunklen und ruhigen Schlafplatz.
mKhris-pa-Menschen müssen auf feste Schlafenszeiten achten. Ihre Schlafdauer sollte nicht zu lang, aber auch auf keinen Fall zu kurz sein. mKhris-pa-Menschen können auch tagsüber schlafen, wovon den anderen Typen abgeraten wird. Sie sollten darauf achten, dass ihr Schlafplatz kühl und gut belüftet ist.
Menschen, bei denen Bad-kan überwiegt, ist zu empfehlen, nicht zu lange zu schlafen und möglichst früh aufzustehen. Sie sollten auch stets dafür sorgen, dass ihr Schlafzimmer gut belüftet und frei von störenden Gerüchen ist.

Sexuelles Verhalten

Die Sexualität ist ein natürlicher Bestandteil des menschlichen Lebens und bedarf an und für sich keiner besonderen Regeln. Bei bestimmten Energiekonstellationen wird jedoch in der tibetischen Medizin häufiger Geschlechtsverkehr ausdrücklich als Behandlungsweise von energetischen Disharmonien empfohlen. Während rLung-Menschen nicht zu häufig Verkehr haben sollten, gibt es für mKhris-pa-Menschen keine Einschränkungen. Menschen, bei denen Bad-kan im Vordergrund steht, wird sogar empfohlen, ihre sexuelle Aktivität zu steigern.

Eine ausgewogene Sexualität bedeutet für beide Partner immer auch einen Austausch an Energie. Aus diesem Grund nennt die tibetische Medizin für die verschiedenen Konstitutionstypen auch entsprechende sexuelle Verhaltensmaßregeln.

Die rechte Ernährung

Unser Körper wird mit der Energie versorgt, die wir in Form von Nahrung zu uns nehmen. Diese muss jedoch erst umgewandelt werden, damit sie unserem Organismus als Baustoff und Energiequelle zur Verfügung steht. Dieser Prozess der Umwandlung, die Verdauung, ist für unsere Gesundheit und unser Wohlbefinden von größter Wichtigkeit.

Auf der anderen Seite spielen die Nahrungsmittel, die wir zu uns nehmen, eine ebenso große Rolle. Wir können uns gesund oder ungesund ernähren. Was aber nun gesund oder ungesund ist, darüber gibt es eine Vielzahl von Meinungen und Ernährungsvorschlägen. Die tibetische Medizin empfiehlt, dass sich jeder Mensch gemäß seinen Anlagen ernähren und Energieungleichgewichte über die Nahrung ausgleichen sollte.

Was den einen nährt und glücklich macht, ist für den anderen schädlich. Ist unsere Nahrung auf eine für uns zuträgliche Weise zusammengesetzt, so wirkt sich das optimal auf unseren Körper und unseren Geist aus.

Der Verdauungsprozess

Die Verdauung wird von allen drei Energien gesteuert. Aus diesem Grund wird der Prozess, der Nahrung in körperlich verwertbare Substanz umwandelt, in der tibetischen Medizin als äußerst wichtig angesehen. Die Verdauung spiegelt ihrer Ansicht nach den Gesamtzustand des Menschen wider.

Bad-kan (Vorgang tibet.: »Myag-byed«) mischt die Nahrung im Magen und verflüssigt sie zu einem homogenen Brei. mKhris-pa (Vorgang tibet.: »'Ju-byed«) spaltet sie im Zwölffingerdarm auf. rLung (Vorgang tibet.: »Me-mnyam«) koordiniert die Verdauungsvorgänge und transformiert die Nahrung in die sechs Grundsubstanzen des Körpers. Ein Übergewicht einer Energie wird sich immer auch in Verdauungsstörungen niederschlagen: Überwiegt rLung, kommt es zu Verstopfung. Wenn mKhris-pa zu stark ist, besteht die Neigung zu Durchfall. Liegt ein Übermaß an Bad-kan vor, ist die Verdauung der Nahrung unregelmäßig und unvollständig. Wenn der Stoffwechsel gestört ist, wirkt sich das auf die Bildung der sechs Grundsubstanzen aus. Von einem wird zu viel gebildet, vom anderen zu wenig. Das bedeutet, dass der Zustand der Verdauung den Aufbau und die Funktionsweise des gesamten Organismus beeinflusst.

Die wichtigsten Phasen des Verdauungsvorgangs werden ebenfalls den drei Energien zugeordnet. Diese einzelnen Prozesse haben im Tibetischen eigene Namen.

Die sechs Geschmacksrichtungen

In der tibetischen Ernährungslehre spielt der Geschmack eines Nahrungsmittels eine entscheidende Rolle. Allein an ihm schon kann man erkennen, wie ein bestimmter Stoff auf die drei Energien wirkt. Keine Geschmacksrichtung und kein Nahrungsmittel ist per se gut oder schlecht für das Allgemeinbefinden. Auch hier wird streng nach den verschiedenen energetischen Konstellationen im Menschen unterschieden. Für einen Menschen, der unter einem Übergewicht von rLung leidet, ist daher eine ganz andere Ernährung vorteilhaft als für jemanden, bei dem mKhris-pa überwiegt.

Süß

Der süße Geschmack (tibet.: »mNgar«) enthält die Elementeenergien Erde und Wasser. Seine Heilkraft ist schwach ausgeprägt. Süßes hilft gegen Beschwerden, die durch ein Übermaß an rLung und mKhris-pa verursacht werden. Bad-kan wird dagegen durch Süßes stark vermehrt.

Positiv: Süße Speisen beleben, geben Energie und regenerieren den erschöpften Körper. Süßes fördert die Wundheilung und regt die Selbstheilungskräfte der Haut an. Haut und Haare werden durch Süßes gekräftigt. Bei Erkrankungen der Atemwege und übermäßiger Verdauungshitze wirkt Süßes lindernd.

Auf geistiger Ebene führt süße Nahrung zu Entspannung und Ruhe, so dass Stress besser verarbeitet werden kann. Sie gibt dem Geist neue Energie, fördert Konzentration, Gedächtnis, Wahrnehmung und Kreativität.

Die tibetische Medizin unterscheidet sechs verschiedene Geschmacksrichtungen: süß, sauer, salzig, bitter, scharf und herb. Jeder Geschmack wird jeweils durch zwei Elemente sowie das fünfte Element Raum bestimmt.

Die sechs Geschmacksrichtungen und die fünf Elemente					
	Erde	Feuer	Wasser	Luft	Raum
Süß	+	–	+	–	+
Sauer	+	+	–	–	+
Salzig	–	+	+	–	+
Bitter	–	–	+	+	+
Scharf	–	+	–	+	+
Herb	+	–	–	+	+
+	Die Geschmacksrichtung enthält dieses Element				
–	Der Geschmacksrichtung fehlt dieses Element				

Im seelischen Bereich wirkt die beruhigende und kräftigende Wirkung süßer Speisen Aggressionen entgegen und führt zu mehr Selbstvertrauen und Kompromissbereitschaft.

Negativ: Süßes, vor allem im Übermaß, bewirkt einen Fettüberschuss, verlangsamt die Verdauung und begünstigt die Entstehung von Übergewicht. Bei hormonellen Störungen und Entzündungen wirkt Süßes schädlich.

Auf geistig-seelischer Ebene kann süße Nahrung Trägheit verstärken, die Schlafdauer verlängern und zu unangemessener Nachgiebigkeit führen.

Die richtige Auswahl und Zubereitung der Nahrungsmittel wirkt sich positiv auf das energetische Gleichgewicht des Einzelnen aus.

Nahrungsmittel, die als süß gelten: Zucker, Kuchen, Nüsse, getrocknete Früchte, Getreide, Fleisch, Milchprodukte, ölhaltige Samen (Sesam, Leinsamen), Brot

Sauer

Die saure Geschmacksrichtung (tibet.: »sKyur«) hat eine mäßig starke Heilkraft. Die mit diesem Geschmack verbundenen Elemente sind Erde und Feuer. Saure Nahrungsmittel bringen Badkan ins Gleichgewicht, verringern ein Übermaß an rLung und verstärken mKhris-pa.

Positiv: Durch saure Nahrungsmittel werden die Verdauung und der Appetit angeregt, da Saures die Produktion und Ausschüttung von Gallensaft erhöht. Bei Verdauungsproblemen, insbesondere bei träger Verdauung und häufiger Verstopfung, sind saure Speisen eine gute Hilfe. Saures sollte vor allem zu Beginn einer Mahlzeit gegessen werden. Ferner wirkt saure Nahrung leicht schmerzlindernd.

Im geistigen Bereich wirkt Saures anregend und klärend, fördert die Denkfähigkeit und erhöht die Wachheit.

Auch auf seelischer Ebene regt saure Nahrung an: Sie unterstützt die seelische Klarheit, das emotionale Ausdrucksvermögen und den Humor.

Negativ: Zu viel Saures erhöht den Durst und kann zu einer erhöhten Wasserspeicherung im Körper, Wassereinlagerungen im Gewebe und Sehstörungen führen. Es begünstigt Infektionskrankheiten, die mit Fieber einhergehen, und verlangsamt die Heilung von Wunden und Entzündungen. Auch auf die Haut wirkt sich ein Übermaß an Saurem ungünstig aus und kann Juckreiz, Furunkel sowie unreine Haut verstärken.

Im geistigen Bereich führt zu viel Saures zu Nervosität und innerer Unruhe.

Auf seelischer Ebene kann Saures die Entstehung von Zorn, Neid und Aggressionen fördern.
Nahrungsmittel, die als sauer gelten: alle Zitrusfrüchte, Beeren, Tomaten, Essig und in Essig eingelegte Nahrungsmittel, Naturjoghurt

Salzig

Die salzige Geschmacksrichtung (tibet.: »Lan-tsa«) hat eine mittelstarke Heilwirkung. Sie steht mit den Elementen Wasser und Feuer in Verbindung. Salzige Nahrung verringert rLung und verstärkt Bad-kan.
Positiv: Salzige Nahrung stabilisiert den Körper und wirkt reinigend. Salziges wirkt schweißtreibend und mild abführend und erhöht Appetit und Durst. Die Funktionen des Nervensystems und die Wahrnehmung werden durch salzige Speisen verbessert. Im geistig-seelischen Bereich kann Salziges die Offenheit und die Fähigkeit zur Einsicht fördern.
Negativ: Ein Übermaß an salziger Nahrung begünstigt Bluthochdruck und Wasseransammlungen im Körper. Weiterhin können Tumore und Geschwüre durch übermäßige Aufnahme salziger Speisen entstehen. Haut, Haare und Zähne werden durch zu viel Salziges geschwächt.
Auf geistig-seelischer Ebene begünstigt die salzige Geschmacksrichtung Starrheit und das Festhalten an längst überholten Erfahrungen.
Nahrungsmittel, die als salzig gelten: Wurst, Käse, Brot, alle salzhaltigen Speisen

Bitter

Der bittere Geschmack (tibet.: »Kha-ba«) besitzt eine deutliche Heilwirkung. Er entsteht durch das Zusammenwirken der beiden Elemente Wasser und Luft. Mit bitteren Nahrungsmitteln wird mKhris-pa verringert, während rLung und Bad-kan verstärkt werden.
Positiv: Nahrung mit bitterem Geschmack hat viele positive Wirkungen, die über längere Zeit anhalten. Insbesondere wirkt Bitteres Giften entgegen. Das können solche sein, die mit der Nahrung aufgenommen werden, und solche, die der Körper selbst herstellt, wie etwa abgestorbenes Gewebe oder schädliche Stoffwechselprodukte. Zu den Giften im weiteren Sinn gehören auch viele Parasiten, beispielsweise Würmer. Bitteres lindert Ver-

Bleiben Sie nach dem Essen noch etwas sitzen, und versuchen Sie, nicht sofort wieder in Aktivität zu verfallen. Lassen Sie Ihrem Körper etwas Zeit, um den Stoffwechsel in Gang zu bringen.

dauungsbeschwerden, die durch ein Übermaß an körpereigener Hitze entstehen, und es wirkt hohem Fieber entgegen. Atembeschwerden können ebenfalls durch Bitteres deutlich gemildert werden.

Auf geistiger Ebene hilft Bitteres bei Reizzuständen, Nervosität und Stress, unabhängig davon, ob die Reize von innen oder von außen stammen.

Im seelischen Bereich wirkt Bitteres ebenfalls entgiftend. Es mildert negative Gefühle und Ängste, außerdem erhöht es die Fähigkeit zur Spiritualität.

Negativ: Bitteres im Übermaß kann den Körper schwächen und Kreislaufprobleme, die mit Müdigkeit, Kopfschmerz und Schwindel einhergehen, auslösen. Außerdem kann es zu unerwünschtem Gewichtsverlust führen.

Auf geistig-seelischer Ebene begünstigt zu viel Bitteres die Neigung zu Tagträumerei und Orientierungslosigkeit.

Nahrungsmittel, die als bitter gelten: die meisten Kräuter, Salat und Gemüse

Scharf

Nahrungsmittel mit scharfem Geschmack (tibet.: »Tsa-ba«) beinhalten die beiden Elemente Feuer und Luft. Sie haben eine sehr starke Heilkraft. Durch scharfe Nahrungsmittel werden rLung- und Bad-kan-Einflüsse abgeschwächt und verringert und mKhris-pa verstärkt.

Positiv: Scharfes stärkt den Körper und wirkt günstig auf die Verdauung: Es erhöht den Appetit und die Produktion der Verdauungssäfte. Gleichzeitig hat Scharfes eine stark entgiftende Wirkung. Es verbessert die Atmung, hilft bei der Verbrennung überschüssiger Fette, reinigt das Blut und ist harntreibend. Günstig wirkt Scharfes bei eitrigen Hauterkrankungen, unreinem Hautbild und nässenden Wunden.

Im seelisch-geistigen Bereich wirkt Scharfes anregend und lösend: Es schärft den Verstand und verbessert die emotionale Ausdrucksfähigkeit.

Negativ: Scharfes kann sehr schnell überdosiert werden. Dann kann es Gelenkbeschwerden auslösen, insbesondere an den Knien und der Wirbelsäule, da es austrocknend auf die Knorpelsubstanz und die Gelenkschmiere wirkt. Auch Haut und Schleimhäute trocknen durch Scharfes aus. Im Übermaß genossen, schädigt es überdies die Fruchtbarkeit.

Größere Mahlzeiten am Abend sollten am besten mindestens zwei Stunden vor dem Schlafengehen abgeschlossen sein, damit der Stoffwechsel die Nahrung verarbeiten kann und der Schlaf dadurch nicht beeinträchtigt wird.

Auf seelischer Seite kann Scharfes zu Aggressionen, Zorn, übermäßigen Begierden und sexueller Überreizung führen.
Nahrungsmittel, die als scharf gelten: die meisten Gewürze, einige Kräuter (Thymian, Rosmarin), Knoblauch, Meerrettich, Rettich, Senf, Zwiebel

Herb

Nahrungsmittel mit herbem Geschmack (tibet.: »bSka-ba«) besitzen die stärkste Heilkraft. Hier wirken die zwei Elemente Erde und Luft zusammen. Übermäßiges mKhris-pa wird durch herbe Nahrungsmittel verringert, rLung-Einflüsse werden betont und verstärkt.
Positiv: Nahrung mit herbem Geschmack wirkt zusammenziehend. Der herbe Geschmack ist daher günstig bei Blutungsneigung oder Verletzungen. Herbes verlangsamt alle Körperfunktionen und kann Beschwerden lindern, die durch Überreizung verursacht wurden.
Auf geistig-seelischer Ebene erleichtert Herbes das Loslassen von alten, überholten Gedanken, Gefühlen und Verhaltensmustern und fördert die Spiritualität.
Negativ: Herbes kann generell nur schwer überdosiert werden. Ein Übermaß an Herbem kann jedoch den Fluss der Energien stark hemmen bzw. beeinträchtigen und sogar Lähmungen oder Krämpfe verursachen.
Auf geistig-seelischer Ebene begünstigt zu viel Herbes Depressionen, Gleichgültigkeit, Lethargie, Langeweile, Melancholie und Weltverdrossenheit.
Nahrungsmittel, die als herb gelten: Bananen, Quitten, Datteln, Oliven, Muskatnuss

Richten Sie jede Mahlzeit so ein, dass die Atmosphäre entspannend und angenehm ist. Versuchen Sie, sich nur dem Essen zu widmen, und lassen Sie sich weder durch Lesen noch durch Fernsehen ablenken.

Die sechs Geschmacksrichtungen und die drei Prinzipien

	rLung	mKhris-pa	Bad-kan
Süß	0	0	++
Sauer	–	++	0
Salzig	––	+	+
Bitter	++	––	–
Scharf	0	+	––
Herb	+	–	0

++ stark anregend + anregend 0 neutral
– abschwächend –– stark abschwächend

Die acht Potenzen

Um die Wirkungsweise eines Nahrungsmittels noch genauer zu beschreiben, werden in der tibetischen Medizin bestimmte Eigenschaften, so genannte Potenzen, herangezogen. Es gibt davon acht Grundrichtungen: schwer, leicht, warm, kühl, rau, ölig, stumpf und schneidend.

Diese Potenzen sind nicht als physikalische oder chemische Eigenschaften zu verstehen. Ein Nahrungsmittel hat beispielsweise nicht die Potenz »warm«, nur weil es erhitzt wird, und auch nicht die Potenz »kühl«, weil es aus dem Eisfach kommt. Stattdessen handelt es sich bei den Potenzen um Kräfte, die in den Nahrungs- und Heilmitteln immer vorhanden sind und sich erst unter dem Einfluss der drei Energien rLung, mKhris-pa und Bad-kan entsprechend im Körper entfalten.

In der unten stehenden Tabelle sehen Sie, wie die Potenzen mit den Geschmacksrichtungen zusammenhängen.

Während der Geschmack der erste Hinweis auf die möglicherweise heilenden Eigenschaften eines Nahrungsmittels ist, stellt jede der acht Potenzen eine weitere, wertvolle Differenzierung für eine gesunde Ernährung dar.

Schwer

Die Potenz »schwer« verdichtet und konzentriert. Sie macht den Körper schwerer und kompakter. Schwere Nahrungsmittel sind nicht leicht zu verdauen und benötigen viel Energie. Im geistig-seelischen Bereich fördern sie im rechten Maß Ruhe, Ausgeglichenheit und Standfestigkeit, im Übermaß Trägheit und Unbeweglichkeit. Die schwere Potenz verstärkt Bad-kan und vermindert rLung. Süße, salzige und herbe Speisen besitzen eine schwere Potenz.

Die sechs Geschmacksrichtungen und die acht Potenzen

	Süß	Sauer	Salzig	Bitter	Scharf	Herb
Schwer	+	–	+	–	–	+
Leicht	–	+	–	+	+	–
Warm	–	+	+	–	+	–
Kühl	+	–	–	+	–	+
Rau	–	+	–	–	+	+
Ölig	+	–	+	–	+	–
Stumpf	+	+	–	–	–	+
Schneidend	–	–	+	+	+	–

\+ Die Geschmacksrichtung enthält dieses Element
– Der Geschmacksrichtung fehlt dieses Element

Leicht

Nahrung mit »leichter« Potenz löst, entspannt und fördert die Beweglichkeit. Im geistig-seelischen Bereich kommt die leichte Potenz der Kreativität, Flexibilität und Lebendigkeit zugute. Im Übermaß fördert sie Unvorsichtigkeit, Realitätsfremdheit und Tagträumerei. Bad-kan wird durch Nahrung mit leichter Potenz vermindert, rLung verstärkt. Saure, scharfe und bittere Speisen haben eine leichte Potenz.

Warm

Durch die »warme« Potenz werden der Stoffwechsel, das Nervensystem, das Herz und die Verdauungsorgane aktiviert. Auf geistig-seelischer Ebene intensiviert sie die Empfindungsfähigkeit und verstärkt positive Gefühle. Ein Übermaß dieser Potenz verstärkt die Impulsivität, Aggressionen und Triebe. Bad-kan wird vermindert und mKhris-pa erhöht. Die warme Potenz kommt den Geschmacksrichtungen scharf, sauer und salzig zu.

Kühl

Die »kühle« Potenz wirkt auf alle körperlichen Abläufe verlangsamend und beruhigend. Geistig-seelisch gesehen fördert sie Überlegung, Besonnenheit und Klarheit. Zu viel kühle Potenz erschwert das Empfinden und den Ausdruck von Gefühlen. Sie verstärkt rLung und Bad-kan, während sie mKhris-pa vermindert. Die herbe, bittere und süße Geschmacksrichtung besitzen eine kühle Potenz.

Rau

Die Potenz »rau« regt an, löst Blockaden und erhöht die körperliche Widerstandskraft. Auf geistig-seelischer Ebene weckt sie Gefühle und das Bewusstsein. Im Übermaß fördert sie Eigensinn und Widerspruchsgeist und verstärkt seelische Probleme. Durch die raue Potenz wird die Energie rLung verstärkt und Bad-kan vermindert. Saure, scharfe und herbe Nahrung besitzen diese Potenz.

Ölig

Eine »ölige« Potenz beruhigt und erleichtert alle Transportvorgänge im Körper. Sie verbessert den Verdauungsprozess, die Fließfähigkeit des Bluts und die Leitfähigkeit der Nerven. Auf geistig-seelischer Ebene erleichtert die ölige Potenz das Loslas-

Jede Potenz wirkt sowohl auf körperlicher als auch auf geistig-seelischer Ebene, kann Energien vermindern oder verstärken. Jeder Potenz ist auch eine Geschmacksrichtung zugeordnet, die mit ihr korrespondiert.

sen veralteter Denkmuster. Im Übermaß führt sie hingegen zu Desinteresse, Unflexibilität und Gleichgültigkeit. Sie erhöht Bad-kan und mKhris-pa, während sie rLung vermindert. In den Geschmacksrichtungen süß, salzig und bitter kommt die ölige Potenz vor.

Stumpf

Die Potenz »stumpf« harmonisiert alle körperlichen Vorgänge, wirkt insgesamt ausgleichend und macht weicher. Geistig-seelisch fördert die stumpfe Potenz höfliches Verhalten und Freundlichkeit, soziales Empfinden, Toleranz und Nachgiebigkeit. Zu viel von dieser Potenz stumpft die Sinneswahrnehmungen sowie das Empfindungsvermögen ab und verringert die Fähigkeit, objektiv zu unterscheiden und abzuwägen, sowie das Durchsetzungsvermögen. Die stumpfe Potenz verstärkt Bad-kan und vermindert mKhris-pa. Sie ist in den Geschmacksrichtungen herb, sauer und süß enthalten.

Schneidend

Die »schneidende« Potenz beschleunigt alle körperlichen Abläufe und macht sie intensiver und wirkungsvoller. Im geistig-seelischen Bereich fördert diese Potenz vor allem die Wahrnehmungsfähigkeit, das Unterscheidungsvermögen und die Fähigkeit, Verstand und Intelligenz angemessen einzusetzen. Zu viel schneidende Potenz begünstigt Schadenfreude, Boshaftigkeit, Zynismus und verbale Aggression. Sie vermindert Bad-kan und erhöht mKhris-pa. Scharfes, Bitteres und Salziges haben eine schneidende Potenz.

Jeder Konstitutionstyp sollte sich seiner Ausprägung gemäß ernähren. Die Geschmacksrichtungen und Potenzen der verschiedenen Nahrungsmittel können Ihnen bei der richtigen Zusammenstellung Ihrer Ernährung helfen.

Die acht Potenzen und die drei Prinzipien			
	rLung	mKhris-pa	Bad-kan
Schwer	−	0	+
Leicht	+	0	−
Warm	0	+	−
Kühl	+	+	−
Rau	+	0	+
Ölig	−	+	+
Stumpf	0	−	+
Schneidend	0	+	−
+ anregend	0 neutral	− abschwächend	

Nahrungsmittel und Heilmittel

Die tibetische Medizin geht davon aus, dass Nahrungsmittel die ersten Heilmittel sind, die zur Anwendung kommen sollten. Es kommt dabei in erster Linie darauf an, welches Nahrungsmittel auf welche Voraussetzungen im menschlichen Körper trifft. Aus den Geschmacksrichtungen und den Potenzen eines Nahrungsmittels lässt sich bei der Kenntnis des energetischen Zustands eines Menschen ableiten, welche Nahrung ihm gut tut und welche nicht.

Ist beispielsweise die Energie rLung im Übermaß vorhanden, sollte die Nahrung, die der Betreffende zu sich nimmt, diese Energie abschwächen. Der Tabelle auf Seite 122 können Sie entnehmen, dass die Potenzen schwer und ölig rLung vermindern. Süße, salzige und herbe Nahrungsmittel besitzen diese Potenzen, doch haben sie gleichzeitig andere, die sich ungünstig auf rLung auswirken könnten. Die Geschmacksrichtung herb hat beispielsweise auch die Potenzen kühl und stumpf. Die Potenz kühl wiederum verstärkt rLung.

Alles in allem ist die günstigste Geschmacksrichtung bei einem rLung-Übergewicht salzig: Dieser Geschmack enthält die rLung-vermindernden Potenzen schwer und ölig sowie die rLung-neutralen Potenzen schneidend und warm.

Welcher Geschmack bei welcher Konstitution?

Diese Überlegungen sind zwar ein wenig kompliziert, sie lassen sich aber mit etwas Aufmerksamkeit ohne weiteres umsetzen. Doch leider wird es noch etwas schwieriger: Eine energetische Störung tritt selten allein auf. Es ist fast nie der Fall, dass rLung im Übergewicht ist und sich die beiden anderen Energien im absoluten Gleichgewicht befinden. Stattdessen ist es meistens so, dass praktisch immer eine allgemeine Disharmonie der Energien vorliegt, selbst wenn eine rLung-Störung bei der gesamtenergetischen Konstellation im Vordergrund steht.

Nun ist es wenig hilfreich, erst die Hauptstörung zu beheben und sich zu einem späteren Zeitpunkt der Beseitigung der kleineren Disharmonien zu widmen. Denn es ist von entscheidender Bedeutung, ob – um bei unserem Beispiel zu bleiben – ein Zuviel an rLung-Energie mit einem geringen mKhris-pa- oder Bad-kan-Übergewicht oder mit einem Zuwenig einer dieser Kräfte einhergeht.

Sollten Sie sich über Ihren Konstitutionstyp bewusst sein, so wählen Sie für Ihren Speiseplan die Nahrungsmittel aus, die harmonisierend auf Ihre Energiekonstellation wirken. Sollten Sie ein Mischtyp sein, so wählen Sie sich diejenigen Lebensmittel daraus aus, die Ihnen intuitiv zusagen.

Versuchen Sie, sich zu erinnern, wie Sie sich in Zeiten ernährt haben, in denen es Ihnen sehr gut ging. Die Geschmacksrichtungen, die Sie dabei bevorzugt haben, können ein Hinweis auf die für Sie angemessene Ernährung sein.

Das bedeutet für die richtige und heilende Ernährung wiederum: Wenn auch salzige Nahrung rLung vermindert, so verstärkt sie doch die beiden anderen Energien mKhris-pa und Bad-kan. Salzige Nahrung ist also nur dann bei einem rLung-Übergewicht von rechtem Vorteil, wenn zugleich mKhris-pa und Bad-kan wenig ausgeprägt sind.

Wie Sie Ihre Ernährung selbst zusammenstellen können

Die wirklich optimale, auf die individuellen Bedürfnisse eines Menschen zugeschnittene Diät kann nur ein erfahrener tibetischer Arzt zusammenstellen.

Doch können auch Sie aus den Tabellen, vor allem aus der Tabelle auf Seite 120, erste Anhaltspunkte dafür finden, welche Geschmacksrichtung bei Ihrer individuellen Konstitution zu bevorzugen ist. Dabei sollte man möglichst versuchen, Extreme zu vermeiden, und das gesunde Mittelmaß anstreben. Mindestens ebenso wichtig ist jedoch, dass man lernt, auf seinen Körper zu hören. Wenn Sie die Signale Ihres Körpers beachten und sich bei der Auswahl Ihrer Nahrungsmittel von den Hinweisen aus der Tabelle auf Seite 126 inspirieren lassen, werden Sie bereits das meiste intuitiv richtig machen. Hören Sie auf die Signale Ihres Körpers – worauf verspüren Sie Appetit, was reizt Sie besonders? Meist benötigen Sie das gerade besonders.

Am Ende dieses Kapitels finden Sie eine Liste mit Nahrungsmitteln und den Geschmacksrichtungen, die ihnen die tibetische Medizin zuordnet.

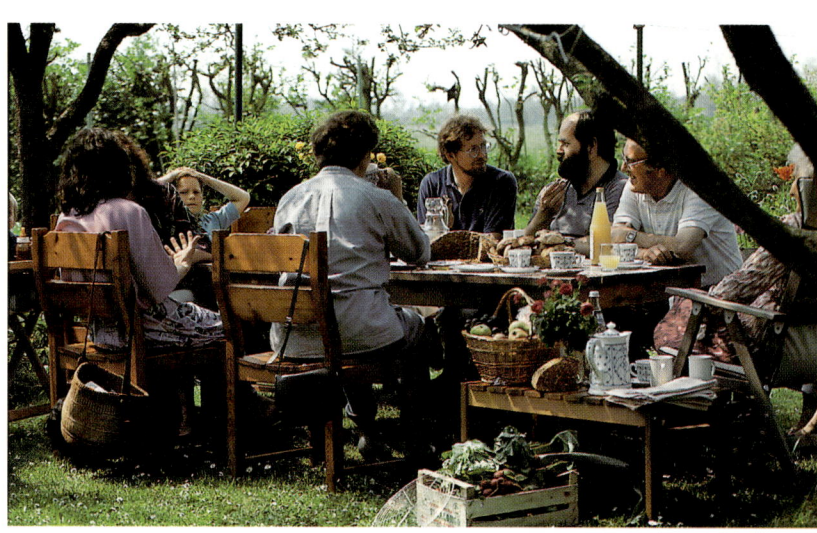

Man sollte der Ernährung mehr Bedeutung beimessen. Gerade eine bewusste Auswahl der Nahrungsmittel und eine angenehme Atmosphäre sind besonders wichtig.

Die harmonische Ernährung

Im zweiten Tantra des rGyud-bzhi findet sich ein Kapitel, in dem der Weise Rishi Rigpa Yeshe die Grundregeln für eine harmonische Ernährung darlegt, die unabhängig von der individuellen Konstitution eines Menschen gelten. Diese Ratschläge sind ohne weiteres auf unsere Gewohnheiten übertragbar. Sie sind sogar für unsere Verhältnisse besonders sinnvoll. Wenn Sie die folgenden sieben Regeln befolgen, werden Sie bereits einen großen Schritt zu einer stabileren Gesundheit tun.

Riechen und schmecken Sie Ihr Essen so genussvoll wie möglich. Kauen Sie jeden Bissen gut durch. So unterstützen Sie auch die Vorverdauung im Mund.

Die sieben Regeln für eine gesunde Ernährung

● Die erste Regel lautet: »Halte das rechte Maß beim Essen!« Abweichungen nach beiden Seiten hin sind schädlich: Wer zu viel isst, vergeudet seine Energie, schadet seiner Verdauung und seinem Kreislauf. Wer zu wenig isst, hat nicht genug Energie, schadet seinem Immunsystem und begünstigt rLung-Krankheiten.

● Die zweite Regel lautet: »Nimm deine Nahrung bewusst zu dir!« Man sollte nicht in einer unruhigen Umgebung essen, keine hitzigen Gespräche während des Essens führen und sich ausschließlich seinen Speisen widmen. Viele Menschen, die unter Übergewicht leiden, sind davon überzeugt, dass sie gar nicht so viel essen. Oft essen diese unbewusst – beim Fernsehen, beim Lesen, während der Arbeit – und sorgen so für eine ständige Zufuhr von Kalorien. Nur wer bewusst isst, kann sein Essen auch genießen und isst nicht mehr, als sein Hungergefühl gebietet.

● Die dritte Regel lautet: »Iss langsam, atme langsam und schlucke langsam!« Jede Art von Anspannung und Hast beim Essen ist schädlich. Wichtig ist vor allem, seine Nahrung gut zu kauen, bevor man sie schluckt. Denn das sorgfältige Zerkleinern im Mund erleichtert die Verdauung, und die Enzyme im Speichel leiten den Verdauungsvorgang ein.

● Die vierte Regel lautet: »Iss, wenn du Hunger verspürst, und enthalte dich der Nahrung, wenn du nicht hungrig bist!« Wichtig dabei ist, Appetit nicht mit wirklichen Bedürfnissen zu verwechseln. Der Körper gibt die richtigen Signale, wir müssen lernen, auf sie zu achten.

● Die fünfte Regel lautet: »Trinke erst nach dem Essen!« Wenn man das Bedürfnis verspürt, während des Essens zu trinken, ist dies ein Zeichen dafür, dass die Nahrung unpassend gewählt ist oder nicht genügend gekaut wurde.

Den Menschen heilen

- Die sechste Regel lautet: »Die Nahrung sollte dem Körper entsprechen!« Das bedeutet einerseits, dass die Lebensmittel nicht zu kalt und nicht zu heiß zubereitet und gegessen werden sollten. Rohkost ist auf Dauer ebenso wenig die beste Ernährung wie verkochte Nahrung. Andererseits sollte bei der Zubereitung der Speisen den körperlichen Gegebenheiten und Vorlieben des Essenden Rechnung getragen werden. Nahrung, die nicht schmeckt, tut nur selten gut.
- Die siebte Regel lautet: »Die Nahrungsmittel sollten miteinander harmonieren!« Das bedeutet vor allem, dass nicht zu viele unterschiedliche Geschmacksrichtungen auf einmal in einem Essen vorhanden sein sollten. Gewürze und frische Kräuter sind zwar sehr gesund, doch ein Durcheinander zu vieler Geschmacksreize bewirkt analog auch ein kleines Chaos im Organismus. Achten Sie daher immer auf einen harmonischen Gesamteindruck.

Achten Sie beim Einkauf Ihres Gemüses darauf, dass es frisch, jahreszeitengemäß und möglichst aus regionalem Anbau ist. Treibhausware ist in der Regel weniger nahrhaft.

Nahrungsmittel und ihre Eigenschaften

Nahrungsmittel		Geschmack	Potenz
Fleisch	Fisch	Süß	Ölig
	Geflügel	Süß	Warm
	Lamm	Süß	Leicht, warm, ölig
	Rind	Süß	Kühl, ölig
	Schwein	Süß	Leicht, kühl
	Wild	Süß	Leicht, kühl
Gemüse	Artischocken	Herb, süß	Leicht, kühl
	Karotten	Herb, bitter, süß	Kühl
	Kartoffeln	Süß	Leicht, kühl
	Kohl	Bitter	Schwer, kühl
	Pilze	Süß, bitter, herb	Leicht
	Radieschen	Scharf	Schwer
	Salat	Bitter	Leicht
	Spargel	Süß, bitter, herb	Leicht, kühl
	Spinat	Bitter	Leicht
	Zwiebeln	Scharf	Warm
Getreide	Gerste	Süß	Schwer, kühl, rau
	Mais	Herb, süß	Leicht, warm
	Reis	Süß	Leicht, kühl, ölig
	Roggen	Süß	Leicht, warm
	Weizen	Süß	Schwer, kühl

Nahrungsmittel und ihre Eigenschaften

Nahrungsmittel		Geschmack	Potenz
Gewürze	Anis	Süß	Warm
	Ingwer	Süß, scharf, herb	Warm, ölig
	Kardamom	Bitter	Warm, rau
	Knoblauch	Bitter, süß	Warm
	Koriander	Süß, salzig, scharf	Leicht, schneidend
	Kurkuma	Scharf, bitter	Kühl
	Muskat	Bitter	Ölig, warm
	Nelken	Scharf	Warm, rau
	Pfeffer	Scharf	Warm, schneidend
	Safran	Bitter	Kühl
	Zimt	Süß	Warm
Hülsenfrüchte	Bohnen	Süß	Kühl, ölig
	Erbsen	Herb, süß	Kühl, schwer
	Linsen	Sauer	Warm, rau, leicht
	Sojabohnen	Süß	Kühl, schwer
Milchprodukte	Butter	Süß	Kühl
	Buttermilch	Sauer, süß	Leicht, ölig
	Joghurt	Sauer	Kühl, ölig
	Käse	Süß, sauer	Schwer, ölig
	Milch	Süß	Leicht, stumpf
	Molke	Herb, sauer	Leicht, warm
	Rahm	Süß	Schwer, stumpf
Obst	Ananas	Süß	Leicht
	Apfel	Süß, sauer	Warm
	Aprikose	Süß, herb	Leicht, kühl
	Banane	Süß, sauer, herb	Schwer, warm
	Birne	Süß, herb	Kühl, schwer
	Erdbeere	Süß, sauer	Leicht
	Kirsche	Sauer, süß	Leicht, kühl
	Melone	Süß	Leicht
	Pfirsich	Süß	Schwer
	Pflaume	Süß, sauer, herb	Schwer, warm
	Traube	Süß, sauer	Scharf, leicht
	Zitrusfrüchte	Sauer	Leicht
Verschiedenes	Eier	Süß	Warm, ölig
	Nüsse	Süß	Schwer
	Olivenöl	Süß	Schwer
	Sesamöl	Süß	Warm, schneidend

Küchenkräuter haben neben der geschmacklichen Finesse, die sie allen Gerichten verleihen, auch eine hervorragende Wirkung auf die Verdauung. Auch hier sollte man darauf achten, dass man konstitutionsgerecht würzt.

Die kleine Chirurgie

Die tibetische Medizin kennt keine chirurgischen Eingriffe im Sinn unserer Schulmedizin. Schon sehr früh lehnte man chirurgische Eingriffe sogar ab. Dies aus zwei Gründen:
Erstens sah man die Chirurgie als unnötig grausam an, da es damals noch keine Möglichkeiten gab, den Patienten schmerzfrei zu operieren. Zweitens waren die tibetischen Heiler gemäß ihrer Philosophie davon überzeugt, dass eine Krankheit herauszuschneiden wenig sinnvoll sei. Schließlich bliebe das Ungleichgewicht der Energien, das zu der Krankheit geführt hatte, weiterhin bestehen. Die Krankheit würde sich in diesem Fall über kurz oder lang lediglich an anderer Stelle und vielleicht in anderer Form wieder manifestieren. Weitaus sinnvoller sei es hingegen, das Leiden mit allen zur Verfügung stehenden Mitteln an seinen Wurzeln zu bekämpfen.

Chirurgische Eingriffe in dem Sinn, wie sie bei uns in der Schulmedizin durchgeführt werden, entsprechen nicht dem ganzheitlichen Ansatz der tibetischen Medizin. Alle Behandlungsweisen sehen hier vor, dem menschlichen Körper, seinem Geist und seiner Seele etwas zukommen zu lassen, nicht ihm etwas wegzunehmen.

Operationen sind häufig unnötig

Diese Auffassung gewinnt auch bei uns angesichts der Häufigkeit, mit der heutzutage Operationen durchgeführt werden, wieder an Aktualität. Während die meisten chirurgischen Eingriffe dank der Anästhesie zwar kaum mehr als »grausam« angesehen werden können, ist es doch schwer zu übersehen, dass viel zu oft und vor allem viel zu schnell operiert wird. Selbst Patienten, die unheilbar erkrankt sind, werden den Strapazen einer Operation ausgesetzt, ohne nach dem tatsächlichen Gewinn für die Lebensqualität des Betroffenen zu fragen.
Die Frage nach der Lebensqualität steht indes in der tibetischen Medizin an erster Stelle. Das soll jedoch nicht bedeuten, dass es hier grundsätzlich keine chirurgischen Einsätze gibt; auch der tibetische Arzt kennt operative Maßnahmen innerhalb der kleinen Chirurgie. Bei ihr handelt es sich vor allem um eine Wundchirurgie, die in Notfällen eingesetzt wird. Verletzungen werden genäht, und auch Amputationen werden in Notfällen, etwa bei erfrorenen oder abgequetschten Gliedmaßen, durchgeführt.
Unter der kleinen Chirurgie versteht der tibetische Arzt aber auch einige Maßnahmen, die wir mit unserem schulmedizinisch geprägten Hintergrund nicht unter diesem Begriff einordnen oder dazuzählen würden.

Die Besonderheiten der kleinen Chirurgie

Die wichtigsten Methoden sind die Akupunktur, die mit Nadeln oder durch das Abbrennen von Kräutern auf der Haut durchgeführt wird, der Aderlass und das Schröpfen.

Diese Methoden klingen demjenigen vertraut, der sich bereits naturheilkundlich behandeln ließ. Schröpfen oder auch der Aderlass sind Praktiken, die noch heute von manchen Heilpraktikern durchgeführt werden. Die Akupunktur hingegen ist fester Bestandteil des Behandlungskanons der chinesischen Medizin, die von der tibetischen Medizin in weiten Teilen adaptiert und übernommen wurde. Allerdings nimmt sie hier eine etwas andere Form an. Alle hier genannten Behandlungsmethoden eignen sich – anders als viele chinesische Therapieformen – nicht zur Selbsttherapie. Sie können nur von einem tibetischen Arzt ausgeführt werden.

Nadelakupunktur

Bei der chinesischen Akupunktur werden mehrere feine Nadeln an bestimmten Akupunkturpunkten in die Haut eingestochen. Diese Akupunkturpunkte liegen über den ganzen Körper verteilt auf so genannten Meridianen.

Im Gegensatz dazu wird bei der tibetischen Form der Akupunktur nur eine einzige Nadel verwendet. Diese Nadel ist aus Gold, sieben Zentimeter lang und etwa so dick wie eine Stricknadel. Bei der Nadelbehandlung wird auch jeweils nur ein Punkt gestochen. Die Akupunkturpunkte befinden sich am Nacken, entlang der Wirbelsäule und neben dem Brustbein.

Im Gegensatz zur chinesischen Akupunktur, die fast schmerzfrei verläuft, ist die tibetische Form des Nadelns sehr wohl spürbar. Die Nadel wird dazu bis zu einem Zentimeter tief in den jeweiligen Akupunkturpunkt eingestochen. Durch buddhistische Rituale und das Absingen von Mantras wird der Patient allerdings zuvor in eine leichte Trance und damit eine Art Betäubungszustand gebracht, so dass sich die bei der Behandlung wahrgenommenen Schmerzen in Grenzen halten.

Diese Form der tibetischen Akupunktur wird bei schweren rLung- und mKhris-pa-Krankheiten angewendet. Dazu zählen vor allem seelische und neurologische Krankheiten, wie z.B. Psychosen, Epilepsie oder auch der Schlaganfall.

Die Akupunktur stellt in der tibetischen Medizin keine reine Technik dar wie in der chinesischen Medizin. Sie geht immer mit bestimmten Ritualen einher, die für den Behandlungserfolg entscheidend sind.

Wärmeakupunktur

Die Wärmeakupunktur oder Moxibustion ist ebenfalls aus der chinesischen Medizin bekannt. In China ist diese Methode sanft und schmerzfrei für den Patienten, da das Abbrennen der verwendeten Kräuter nicht direkt auf der Haut, sondern auf den Akupunkturnadeln erfolgt.

In Tibet dagegen gehört die Wärmeakupunktur zu den eher extremen medizinischen Maßnahmen. Etwas Beifuß wird auf ganz bestimmten Punkten direkt auf der Haut abgebrannt. Es gibt zudem genau festgelegte Tage, an denen diese Behandlung für bestimmte Körperabschnitte als ungünstig angesehen wird: Vom ersten bis zum zehnten Tag des Monats nach dem tibetischen Kalender darf beispielsweise der untere Körperabschnitt nicht behandelt werden, vom 11. bis zum 20. Tag ist eine Behandlung des mittleren Körperabschnitts schädlich, und vom 21. bis zum 30. Tag wird von einer Behandlung des oberen Körperabschnitts abgeraten. Diese Vorschriften hängen mit dem Energiefluss im Körper zusammen.

Auch vor der Wärmeakupunktur wird der Patient durch Mantras und Rituale in Trance gebracht. Sie soll auch bei schweren Krankheiten sehr starke Heilwirkungen erzielen. Die tibetische Wärmeakupunktur wird vor allem bei Lähmungen, bei Krankheiten, die durch Dämonen ausgelöst sind – also schweren psychischen Erkrankungen –, und bei den ersten Anzeichen einer Krebserkrankung eingesetzt.

Die Moxibustion ist eine der wirksamsten chinesischen Heilmethoden zur Behandlung von Energieblockaden. Dabei wirken Wärme, Kräuter und die ausgewählten Akupunkturpunkte auf harmonische Weise zusammen.

Aderlass

Beim Aderlass in der tibetischen Medizin wird dem Patienten nicht, wie es in früheren Zeiten bei uns üblich war, eine größere Menge Blut entnommen, sondern lediglich einige Tropfen. Die tibetische Medizinliteratur nennt 77 Körperstellen, an denen auf diese Weise Blut abgenommen werden kann. Jede Stelle hat dabei ihre eigene Indikation: Beispielsweise wird in die Nasenspitze gestochen, um die Heilung bestimmter Augenkrankheiten positiv zu beeinflussen.

Beim Aderlass geht es in der tibetischen Medizin im Vergleich zu den vorher genannten Maßnahmen verhältnismäßig schmerzfrei ab. Der Arzt ritzt mit einem scharfen Messerchen

Die Behandlung körperlicher Beschwerden

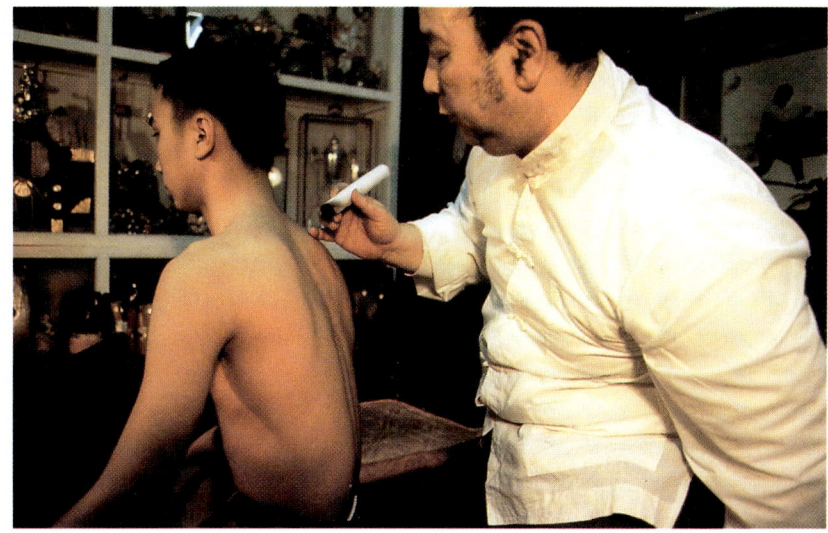

Die tibetische Form der Moxibustion darf nur von einem erfahrenen Arzt durchgeführt werden. Getrocknete Heilkräuter werden dafür zur Lösung der Energieblockaden direkt auf der Haut abgebrannt. In der chinesischen Medizin ist diese Behandlung sanfter.

die Haut des Patienten und lässt nur wenige Blutstropfen austreten. Der Aderlass wird bei mKhris-pa-Krankheiten und insbesondere bei Fieber eingesetzt.

Schröpfen

Das Schröpfen, wie in der tibetischen Medizin angewendet, ist in ganz ähnlicher Form auch in unserer heilkundlichen Tradition zu finden. Während man hierzulande Schröpfköpfe aus Glas verwendet, setzen die tibetischen Ärzte kleine Metallbecher ein. In diesen wird etwas Beifußkraut angezündet; der Becher wird dann auf die angefeuchtete Haut des Patienten gesetzt.
Der brennende Beifuß bindet den Sauerstoff an sich. Aufgrund des Mangels an Sauerstoff kommt die Glut zum Erlöschen, und es entsteht ein Unterdruck in dem Becher. Er übt nun auf die Haut des Patienten einen gleichmäßigen, anregenden Zug aus. Nach etwa zehn Minuten werden die Becher wieder entfernt.
Die Punkte, an denen die Becher aufgesetzt werden, liegen vor allem entlang der Wirbelsäule. Der Hauptbehandlungsbereich für das Schröpfen sind Rückenschmerzen.
Neben den etwas grob anmutenden Behandlungen mit Nadel- und Wärmeakupunktur gibt es in der tibetischen Medizin auch sanftere Maßnahmen, die von praktischem Nutzen sind. Sie können zur Selbstbehandlung eingesetzt werden.

Hierzulande ist das Schröpfen als altertümliche Heilmethode bekannt. Doch im Rahmen alternativer Heilmethoden erlebt es heute eine Renaissance.

Andere äußerliche Therapieformen

Im vierten Tantra, dem letzten Buch des rGyud-bzhi, werden neben den verschiedenen Methoden der differenzierten Puls- und Urindiagnose auch die exakte Herstellung der einzelnen Heilmittel und die äußerlichen Therapieformen erläutert. Neben der »kleinen Chirurgie« gibt es dabei auch durchaus sanfte Therapieformen und Behandlungsweisen, wie beispielsweise Massagen, Bäder, Umschläge und verschiedene Arten von Waschungen, um Krankheiten und Beschwerden zu heilen und zu lindern.

Diese zusätzlichen Methoden sind relativ einfach durchzuführen und eignen sich daher sehr gut zur Selbstbehandlung. In der tibetischen Medizin werden sie von ärztlicher Seite kaum noch – und dann eher unterstützend – eingesetzt. Doch bilden sie einen festen und gerne praktizierten Bestandteil der tibetischen Volksmedizin.

Massagen eignen sich sehr gut zur Stärkung der körpereigenen Abwehr und zur Vorbeugung von Krankheiten. Es gibt jedoch auch einige Beschwerden, bei denen eine Massage nicht förderlich ist: Das sind vor allem fieberhafte Erkrankungen, Entzündungen, Schwellungen und Hauterkrankungen.

Disharmonien durch Selbstbehandlung ausgleichen

Auch die sanften Therapieformen gründen auf der theoretischen Lehre und Philosophie der tibetischen Medizin. Sie dienen, wie alle anderen Maßnahmen der tibetischen Heilkunde auch, der ganzheitlichen Erhaltung der Gesundheit. Mit ihrer Hilfe kann das Gleichgewicht der drei Energien rLung, mKhris-pa und Bad-kan wirkungsvoll wiederhergestellt und bewahrt werden.

Für jede Energiestörung gibt es eine passende Methode der äußerlichen Therapie. Die Massage – besonders die Energiepunktmassage – ist bei rLung-Krankheiten sinnvoll. (Kalte) Mineralbäder erweisen sich als heilsam bei mKhris-pa-Beschwerden, und warme Kräuterumschläge und Einreibungen sind besonders wirkungsvoll, wenn Störungen von Bad-kan die Krankheitsursache bilden.

Wie bereits ausgeführt, sind Beschwerden kaum je lediglich auf die Störung einer Energie zurückzuführen; meist liegt eine wesentlich komplexere Störung vor. Daher werden oft mehrere Formen der äußerlichen Therapie in Kombination oder in verschiedenen Phasen eingesetzt.

Die tibetischen Massageformen

Die Massagetechniken der tibetischen Medizin sind relativ überschaubar und einfach nachzuvollziehen. Während beispielsweise die chinesische Akupressur viele hundert Druckpunkte auf dem menschlichen Körper kennt, sind es bei der tibetischen Energiepunktmassage, die mit dieser in etwa vergleichbar ist, lediglich 87 Punkte. Von diesen wird weniger als ein Viertel häufiger stimuliert. Dass sich die Massage in Tibet nicht zu so ausgefeilten Ganzkörperbehandlungen wie in den Nachbarländern Japan, China und Indien entwickeln konnte, hängt sicherlich mit den extremen klimatischen Verhältnissen zusammen. Die Massage wird in der tibetischen Medizin hauptsächlich an den Stellen des Körpers vorgenommen, die bei mangelnder Bekleidung nicht schnell auskühlen, also besonders an den Extremitäten und am Kopf.

Besonderheiten der tibetischen Massage

Die tibetische Massage weist einige Besonderheiten auf. Einer ihrer großen Vorteile im Gegensatz zu den ayurvedischen oder chinesischen Massagetechniken ist ihre relativ leichte Anwendbarkeit. Man muss weder komplizierte Massagetechniken lernen noch den genauen Verlauf der Meridiane (Leitbahnen) und mehrere hundert Akupunkturpunkten kennen. Die verhältnismäßig wenigen, dafür aber sehr wirksamen Punkte, die für die tibetische Energiepunktmassage wichtig sind, sind leicht zu finden; man kann sie sich sehr einfach merken.

Schließlich hat die tibetische Massage noch eine weitere Eigenheit: Die Massage wird immer mit Hilfe von erwärmtem Sesamöl und – bei der Energiepunktmassage – mit Hilfe einer besonderen Massagepaste durchgeführt, die ihre lindernde Wirkung spürbar verstärkt.

Die Haupttechniken der tibetischen Massage

- **Die »Energiepunktmassage«** Bestimmte Punkte am Körper reagieren, wenn Beschwerden auftreten, schmerzhaft auf Druck. Sie sind nicht immer am eigentlichen Krankheitsort zu finden, sondern oft an weiter entfernten Stellen, die energetisch mit dem erkrankten Körperteil oder dem betroffenen Organ verbunden sind. Durch leichten, kreisenden Druck mit Daumen oder Zeigefinger werden diese Punkte angeregt.

Die tibetische Energiepunktmassage ist der chinesischen Akupressur verwandt. Dabei werden mittels verschiedener Techniken, wie dem Schieben, Drücken und Reiben der Haut, bestimmte Akupunkturpunkte angeregt, um den Fluss des Qi zu fördern.

Für die Massagepaste mischen Sie 1 Teelöffel Muskat und 1/2 Teelöffel Ingwerpulver mit 2 Teelöffeln Butterschmalz. Den Finger, der den jeweiligen Energiepunkt massiert, taucht man in die Paste, bevor man ihn auf die Haut bringt.

Eine Massage sollte sofort abgebrochen werden, wenn sich der Patient dabei nicht wohl fühlt.

Der Patient sollte weder hungrig sein noch einen vollen Magen haben, wenn er eine Massage bekommt.

> ### Die Massagepunkte
>
> Die tibetische Medizin kennt insgesamt 87 Körperstellen zur Energiepunktmassage. Die 16 wichtigsten Energiepunkte, deren Stimulation bei verschiedenen Alltagsbeschwerden hilfreich ist, befinden sich an den folgenden Stellen und lassen sich auch selbst anregen:
>
> **1 Der Stirnpunkt** Dieser Punkt befindet sich etwa in der Mitte der Stirn, 1 bis 2 Zentimeter oberhalb der Nasenwurzel. Er ist besonders hilfreich bei Stirnhöhlenentzündung, Müdigkeit, Augenproblemen, Kopfschmerzen und Nervosität.
>
> **2 Der Scheitelpunkt** Der Scheitelpunkt liegt an der höchsten Stelle des Kopfs. Eine Massage dieses Energiepunkts ist bei Schlafstörungen, Atembeschwerden und allgemeiner Erschöpfung angezeigt.
>
> **3 Der Punkt der kleinen Fontanelle** Man spürt diesen Punkt als kleine Vertiefung einige Zentimeter hinter dem Scheitelpunkt auf der Mittellinie des Kopfs. Bei innerer Unruhe, Nervosität, Angst und Schlafstörungen ist die Behandlung dieses Punkts hilfreich.
>
> **4 Der Schädelbasispunkt** Ganz unten am Hinterkopf, auf der Mittellinie des Kopfs, kurz oberhalb des ersten Halswirbels, liegt dieser Punkt. Er wird bei Kopfschmerzen, Atemproblemen und depressiven Verstimmungen stimuliert.
>
> **5 Der Punkt des siebten Halswirbels** Der Punkt liegt auf der Wirbelsäule etwa in Schulterhöhe auf dem siebten Halswirbel. Er steht besonders deutlich hervor. Bei Schwindelgefühlen, Verspannungen und Nervosität hilft eine Massage dieses Punkts.
>
> **6 Die Nackenpunkte** Diese beiden Punkte liegen etwa 2 Zentimeter unterhalb und 2 Zentimeter seitlich des Schädelbasispunkts. Sie sind die wirksamsten Punkte bei Spannungskopfschmerzen und Müdigkeit.
>
> **7 Die Ohrspitzenpunkte** Diese Punkte findet man, wenn man vom höchsten Punkt des Ohres etwa 3 Zentimeter nach oben und 1 Zentimeter in Richtung des Hinterkopfs geht. An der richtigen Stelle spürt man, dass die Haut besonders weich ist. Außerdem sind diese Punkte meist besonders schmerzempfindlich. Eine Massage hilft sehr gut bei Spannungskopfschmerzen.

8 Die hinteren Schläfenpunkte Die Punkte liegen etwa in der Mitte zwischen Schläfen und Ohren. Sie sind sehr schmerzempfindlich bei Druck. Sie werden bei depressiven Verstimmungen und Schlafstörungen massiert.

9 Die Augenwinkelpunkte Die Punkte liegen an den äußeren Augenwinkeln. Eine Massage hilft bei Augenproblemen und Müdigkeit und verleiht den Augen Glanz.

10 Die Augenbrauenpunkte Sie finden diese Punkte etwa in der Mitte der Augenbrauen. Sie reagieren schmerzhaft auf Druck. Die Indikation ist dieselbe wie bei den zuvor erläuterten Augenwinkelpunkten.

11 Der Brustmittelpunkt Der Punkt liegt auf dem Brustbein in Höhe der Brustwarzen. Bei Schwindelgefühlen, Ängsten und depressiven Verstimmungen sowie bei Ohrenbeschwerden hilft eine Massage dieses Punkts.

12 Die Brustseitenpunkte Man findet diese Punkte in der Mitte einer gedachten Linie von den Brustwarzen zur Schlüsselbeinmitte. Die richtige Stelle ist an der erhöhten Schmerzempfindlichkeit erkennbar. Bei allen Formen von Schmerzen, bei Lungen- und Herzproblemen ist eine Massage dieser Punkte sinnvoll.

13 Der Halsgrubenpunkt Der Punkt liegt direkt über dem Brustbein, an der untersten Stelle der Halsgrube. Bei Ängsten, Lustlosigkeit und depressiven Verstimmungen empfiehlt sich seine Behandlung.

14 Die oberen Ellenbogenpunkte Sie finden diese Punkte, wenn Sie den Arm anheben und die Hand dabei nach unten drehen, auf der Oberseite des Oberarms, etwa 2 Zentimeter vom Ellenbogengelenk entfernt. Eine Massage dieser Punkte hilft bei Durchfallbeschwerden.

15 Die unteren Ellenbogenpunkte Wenn Sie den Arm anwinkeln und dabei die Handfläche zum Körper drehen, finden Sie diese Punkte etwa 2 Zentimeter vom Ellenbogen entfernt, auf der Oberseite des Unterarms. Massieren Sie diese Punkte bei Verstopfung.

16 Die Handmittelpunkte Die Punkte liegen in der Mitte der Handflächen. Sie sind wirksam bei der Behandlung von Ängsten und Übergewicht.

Die Massage wird selten als alleinige Behandlungsmethode eingesetzt. Bei Spannungskopfschmerzen und zur Bekämpfung von Müdigkeit ist sie allerdings oft schon ausreichend.

Dadurch können energetische Blockaden aufgelöst und heilende Energien freigesetzt werden. Während die anderen drei Massagetechniken wenig spezifisch sind, sondern eine entspannende und stressreduzierende Wirkung haben, ist die Energiepunktmassage eine Methode, die vor allem bei rLung-Störungen wie Kopfschmerzen, depressiven Verstimmungen oder Schlafstörungen sehr effektiv ist.

● **Die »lange Massage«** Bei dieser Massagetechnik führt man mit den Fingern auf der jeweiligen Körperstelle Striche in Längsrichtung aus, vor allem an den Armen, Unterschenkeln und Nacken. Drei Finger drücken dabei auf die Haut und streichen in gleichmäßigen und sanften Bewegungen von der Schulter hinab bis zur Hand, vom Knie bis zum Fußgelenk hin oder vom oberen Nacken den Rücken entlang.

● **Die »warme Massage«** Diese Massage wird mit der Handfläche oder dem Handballen durchgeführt. Die Hand liegt dabei nur leicht auf der Haut und kreist mit schnellen Bewegungen um einen Wirkpunkt, bis ein deutliches Wärmegefühl an dieser Stelle auftritt. Diese Form eignet sich sehr gut bei vielen Bad-kan-Beschwerden, sollte jedoch bei mKhris-pa-Krankheiten nicht durchgeführt werden.

● **Die »bewegende Massage«** Diese Technik entspricht in etwa dem, was wir üblicherweise unter Massage verstehen. Verhärtete und verspannte Muskelpartien, besonders im Schulter- und Nackenbereich sowie am oberen Rücken, werden langsam und kraftvoll mit beiden Händen geknetet.

Vorbereitung für die Massage

Die beste Zeit für eine Massage ist der späte Vormittag oder der frühe Nachmittag. Zu sehr früher oder später Stunde sollte keine Massage durchgeführt werden, da die freigesetzte Energie so zu ungünstigen Zeitpunkten den Organismus durcheinanderbringt und vor allem spät abends den entspannenden Schlaf stören kann. Außerdem sollte man vor einer Massage möglichst ausgeruht und somit aufnahmefähig für die Stimulierung des Energieflusses sein.

In dem Raum, in dem die Massage durchgeführt wird, sollte keine zu hohe Temperatur herrschen. Deshalb sind Massagen im Sommer auch weniger wirkungsvoll als im Winter.

Mindestens eine Stunde vor der Massage sollte der Massagepatient seine letzte Mahlzeit zu sich genommen haben.

Bei der Energiepunktmasssage, bei der maximal fünf Punkte behandelt werden sollten, ist es angeraten, anschließend mindestens zehn Minuten lang auszuruhen.

Bäder und Waschungen

Bei den typischen mKhris-pa-Beschwerden oder Problemen, die durch Störungen mehrerer Energien ausgelöst werden, sind auch Wasseranwendungen, insbesondere kalte Bäder und Waschungen, eine bewährte zusätzliche therapeutische Maßnahme der tibetischen Medizin. Vor allem in der tibetischen Volksheilkunde sind diese Anwendungen beliebt und werden oft auch als vorbeugende Maßnahmen angewendet.
In Tibet gibt es viele mineralstoffreiche Quellen, denen große Heilkräfte zugeschrieben werden. Die positiven Wirkungen von Mineralbädern sind auch bei uns hinreichend bekannt und werden als sanftes Naturheilmittel vor allem bei Herz- und Kreislaufproblemen eingesetzt. Dasselbe gilt für kalte Waschungen und Güsse, die bei uns zum Kanon der Kneippkuren gehören. Die tibetischen Anwendungen sind den uns bekannten Formen sehr ähnlich.

Umschläge und Einreibungen

Bei Störungen von Bad-kan sind warme Kräuterumschläge und -einreibungen eine äußerst sinnvolle Zusatztherapie. Auch diese Methoden kennen wir aus unserer traditionellen Naturheilkunde und der Volksmedizin. Warme Wickel, lindernde Umschläge oder bestimmte Pasten zur Einreibung sind früher wie heute gebräuchliche Hausmittel bei verschiedenen Alltagsbeschwerden. Die Anwendungen der tibetischen Medizin sind diesen in Ausführung und Wirkung sehr ähnlich.
So helfen warme Wickel, die mit Heublumen- oder Kamillenblütenabsud getränkt werden, besonders bei Asthma, Erkältungskrankheiten und Verdauungsstörungen, die auf einen Bad-kan-Überschuss zurückgehen.
Auch anregende Pasten wie der in der Apotheke erhältliche »Tigerbalsam« wirken bei diesen Beschwerden lindernd. Einen solchen Balsam können Sie sich auch leicht selbst herstellen: Mischen Sie dazu 1 Esslöffel Butterschmalz mit 1 Teelöffel Ingwerpulver, 1 Prise Moschuspulver und 2 Tropfen Patschuliöl. Bei Bad-kan-Beschwerden können Sie diese Paste mehrmals täglich – ganz nach Bedarf – in kreisenden Bewegungen auf die Schläfen, die Handgelenke oder die Brust reiben.

In Anlehnung an das antike medizinische Grundlagenwerk des griechischen Arztes Hippokrates beruht auch Pfarrer Kneipps Konzept für eine gesunde Lebensweise auf den verfügbaren Heilkräften der Natur.

Meditation und spirituelle Therapie

Das Wissen, dass der Mensch eine Einheit aus Körper, Geist und Seele bildet, durchdringt die gesamte tibetische Medizin. Jede Behandlungsform, die sie kennt, ist daher auch immer zugleich spiritueller Natur. Schließlich manifestieren sich die grundlegenden Energien, die jedes Lebewesen formen, in jedem Aspekt des menschlichen Seins.

Bei einigen Therapieformen tritt der spirituelle Aspekt besonders deutlich hervor: Wenn der Heiler Gebete und Mantras spricht, um einen Kranken in Trance zu versetzen, wenn er einem Kranken die Hände auflegt, oder wenn er die tibetischen Heilungsrituale durchführt. Nicht zuletzt gehört auch die Meditation zu den spirituellen Behandlungsformen.

Die spirituellen Heilmethoden der Tibeter sind tief im buddhistischen Glauben verwurzelt und daher nicht ohne weiteres auf unsere Verhältnisse zu übertragen. Wir werden jedoch im Folgenden zeigen, wie uns die Ideen, die den spirituellen Heilweisen der tibetischen Medizin zugrunde liegen, zur Erhaltung unserer Gesundheit nutzen können.

An einer Meditation sind Verstand, Gefühl, Achtsamkeit und Hingabebereitschaft beteiligt. In der Meditation werden immer eine Tiefe des Erlebens und geistiges Erkennen angestrebt.

Die Kraft des Geistes

Körper, Seele und Geist sind untrennbar miteinander verbunden und stehen in ständiger Wechselwirkung zueinander. Jeder dieser Aspekte beeinflusst den anderen: So bewirkt beispielsweise die Ausschüttung von Hormonen, ein körperlicher Vorgang, bestimmte geistig-seelische Reaktionen. Geistig-seelische Vorgänge hingegen, wie etwa Ängste und Sorgen, können körperliche Reaktionen auslösen.

Jeder kennt diese Zusammenhänge aus eigener Erfahrung. So machen Schmerzen traurig und unglücklich. Ängste wiederum drücken sich über den Körper vor allem durch Schweißausbrüche, Zittern, wacklige Knie und andere Folgen aus. Diese Zusammenhänge machen die Einheit von körperlichem und geistig-seelischem Wirken ganz deutlich.

Psychosomatik und Psychoneuroimmunologie

Die psychosomatisch orientierte Wissenschaft konzentriert sich heute auf die Ergründung des Zusammenspiels von Körper und Seele, vor allem im Hinblick auf die Entstehung von Krankheiten und das Krankheitsgeschehen. Und die noch jüngere Forschungsrichtung der Psychoneuroimmunologie untersucht die Auswirkung seelischer Vorgänge auf das Immunsystem. So ist mittlerweile wissenschaftlich nachweisbar, dass geistig-seelische Prozesse sich in vielen Fällen entscheidender auf Krankheit oder Gesundheit auswirken als äußerliche Einflüsse. Umgekehrt versucht man heute auch, körperliche Symptome über den Geist, also die Psyche, zu heilen.

Die psychosomatische Medizin hat darauf hingewiesen, dass unsere Gefühle und Leidenschaften sich immer im Körper niederschlagen, weil sie in ihm eingebettet sind.

Die lange Geschichte des spirituellen Heilens

Die Ergebnisse dieser Forschungsrichtungen sind allerdings keineswegs neu oder überraschend. Schon vor Tausenden von Jahren gab es in China und Indien spirituelle Heilmethoden, die sich die Kräfte des menschlichen Geistes zunutze machten, um Krankheiten oder Beschwerden ganz allgemein vorzubeugen oder sie durch eigene Kraft zu überwinden.

In Tibet entwickelten sich besondere Formen der geistigen Heilung. Sie bestehen zum einen in bewusst gelenkten Meditationen und Visualisierungen, also Formen der geistigen Selbstbehandlung. Zum anderen stellen sie Formen geistiger Heilung dar, bei denen der Patient Rituale, Mantras und Beschwörungen des Arztes auf sich wirken lässt.

Meditation und buddhistische Rituale prägen das Bild Tibets. Und so ist es nur verständlich, dass viele Eigenheiten der tibetischen Medizin ihren Ursprung im Buddhismus haben.

Die tibetische Meditation

Der Weg zur Erlösung führt nach den Worten Buddhas über einen achtfachen Pfad: Rechtes Denken und rechtes Wollen, rechtes Reden, rechtes Handeln, rechtes Leben, rechte Anschauung, rechte Achtsamkeit und rechte Versenkung. Die rechte Versenkung – gemeint ist damit die Meditation – spielt dabei eine besonders wichtige Rolle. Erst in der Meditation erfährt der Meditierende, was Befreiung konkret bedeutet. Er löst sich für die Dauer der Meditation aus der Gefangenschaft der Illusionen und Täuschungen, öffnet sein Bewusstsein und beginnt, die wahre Natur des Seins zu erahnen.

Durch Meditation wird die Versenkung in die eigene Empfindlichkeit und das persönliche Bewusstsein gesucht. Man konzentriert sich auf seine Körperfunktionen, seine Vorstellungen oder Empfindungen.

Meditation ist innere Sammlung

Meditation ist in erster Linie eine geistige, keine körperliche Haltung, auch wenn es verschiedene Körperübungen aus anderen Kulturen gibt, wie etwa die Yoga-Asanas aus dem indischen Ayurveda oder die Qi-Gong-Übungen aus der traditionellen chinesischen Medizin, die die meditative Versenkung erleichtern. Meditation stellt sich immer dann von selbst ein, wenn die ständig fließenden, unruhig umherirrenden Gedanken zur Ruhe kommen und Klarheit und Stille im Geist Raum geben. Meditation ist kein Träumen oder Schlafen, sondern Sammlung aller geistigen Kräfte und somit die Einheit dieser Kräfte.

Meditation ist ein Zustand, der wohl jedem Menschen bekannt ist, der einmal verzaubert einen Sonnenuntergang bewunderte, der in der Betrachtung eines besonders schönen Gemäldes versank oder in das Hörerlebnis einer seine Seele berührenden Musik, der dem Gesang der Vögel im morgendlichen Wald lauschte, der als Kind so in sein Spiel vertieft war, dass er die Rufe der Mutter nicht hörte … Die Beispiele lassen sich unendlich fortführen. Sie spiegeln alle Situationen wider, in denen man sich, ohne sich dessen ausdrücklich bewusst zu sein, in einem Zustand der Meditation befindet.

Meditation ist Konzentration

Ein wichtiger Aspekt der Meditation ist die Konzentration. In der konzentrierten Hinwendung auf ein bestimmtes Objekt sammeln wir unsere geistigen Kräfte, werden allmählich ruhig und beenden den Fluss unserer Gedanken ins Außen. Alle Geisteskräfte lenken wir stattdessen nach innen. Dabei handelt es sich jedoch nicht um eine angespannte Konzentration, um kein Bemühen, das uns Kraft oder Disziplin kostet. Wenn wir von einem Sonnenuntergang verzaubert sind, bemühen wir uns nicht um diese Verzauberung. Wir müssen uns nicht anstrengen, unseren Geist auf das wunderbare Naturschauspiel zu richten. Wir tun es einfach, es geschieht.

Wann Meditation heilend wirkt

Meditation ist eine heilsame Übung, sofern sie richtig durchgeführt und, wie alles andere auch, das unser Leben bestimmt, nicht übertrieben wird. Menschen, die im Übermaß meditieren, können rLung verstärken und somit für ein Ungleichgewicht ihrer energetischen Konstellation sorgen, also das Gegenteil von dem erreichen, was sie eigentlich wollen.

In der Meditation heilen wir Körper, Geist und Seele; so kommen wir vom Leiden zur Freude, indem wir unsere alltäglichen Wahrnehmungen, die durch Lebenserfahrungen, Vorannahmen und Verdrängungen gefiltert sind, in heilendes Bewusstsein umwandeln.

Vorbereitungen für die Meditation

Es gibt bestimmte äußere Bedingungen, die es erleichtern, sich zu versenken. Sie sind besonders für den Anfänger wichtig. Mit zunehmender Übung und Routine verlieren die meisten dieser Rahmenbedingungen an Bedeutung.

- Anfangs ist es sehr hilfreich, vor Beginn der Meditation eine äußerliche Ruhe herzustellen. Wenn möglich, sollte man dafür sorgen, nicht gestört zu werden, und einen Ort wählen, an dem man nicht von Lärm abgelenkt wird. Auch helles Licht oder grelle Farben sind im direkten Umfeld zu vermeiden.
- Bequeme Kleidung aus Naturfasern trägt zur Entspannung bei. Zu enge Kleidung kann die Atmung behindern oder die Durchblutung der Beine hemmen. Es empfiehlt sich bei regelmäßiger Meditation auch, sich eine besondere Meditationskleidung bereitzulegen. Sie sollte auch frei von Gerüchen, etwa von Tabakrauch oder Parfüm, sein, welche uns während der Meditation stören könnten.
- Auch innerlich sollte unser Körper nicht belastet sein. Wenn wir kurz vor der Meditation noch eine Mahlzeit zu uns nehmen, so beschwert diese unsere Verdauung und hemmt unter Umständen sogar eine tiefe Atmung. Außerdem benötigt der Ver-

Beim Meditieren wird die so genannte Bauchatmung eingesetzt. Dabei verlagert sich das Zwerchfell beim Einatmen nach unten, wodurch sich der Bauch nach außen dehnt. Beim Ausatmen wird der Bauch dann wieder ganz flach.

dauungsvorgang Energie, die wir zur Sammlung unserer geistigen Kräfte brauchen. Nicht zuletzt stellt sich nach dem Essen auch Müdigkeit ein, die der Meditation abträglich ist. Deshalb sollten wir uns daran gewöhnen, eine Stunde oder mehr vor der Meditation nicht zu essen.

Die richtige körperliche Haltung

Eine der wichtigsten Vorbereitungen für die Meditation ist schließlich die richtige Haltung – die innere wie die äußere. Tatsächlich ist die äußere, körperliche Haltung von enormer Bedeutung für den Erfolg der Meditation. Immerhin dient der gesamte Zyklus des Hatha-Yoga vor allem dazu, auf eine Meditation vorzubereiten. Die Gründe für die Bedeutung der Körperhaltung sind ebenso vielfältig wie einleuchtend: Nur wenn der Atem frei fließt, kann die Lebensenergie ungehindert strömen. Nur wenn wir nicht durch äußere Einflüsse oder unangenehme Körperempfindungen abgelenkt werden, können wir in den meditativen Zustand eintreten. Eine gute Meditationshaltung darf also die Atmung nicht behindern. Das erreichen wir dadurch, dass wir die Wirbelsäule aufrecht halten, aber nicht überstrecken. Die Haltung sollte stabil sein, so dass wir keine Anstrengung unternehmen müssen, um sie zu bewahren. Sie sollte Entspannung ohne Erschlaffung ermöglichen und keine Müdigkeit bewirken. Es gibt für die richtige äußere Meditationshaltung verschiedene Möglichkeiten. Wählen Sie die Position, die Ihnen am angenehmsten ist.

Eine der einfachsten Stellungen für die Meditation ist der Schneidersitz (sanskr.: »Sukhasana«). Dazu setzen Sie sich auf den Boden und kreuzen die Unterschenkel übereinander.

● **Meditation im Sitzen auf einem Stuhl** Viele Menschen empfinden es als am einfachsten, auf einem Stuhl sitzend zu meditieren. Das normale Sitzen ist allerdings eine Haltung, die sehr leicht zu Verspannungen und Haltungsschäden führt. Deshalb gilt es, einige wesentliche Punkte zu beachten. Die Höhe des Stuhls sollte es einem ermöglichen, so zu sitzen, dass Ober- und Unterschenkel einen Winkel von etwa 90 Grad bilden. Die Füße stehen schulterbreit auseinander und berühren mit ihrer gesamten Fläche den Boden. Man sitzt ganz vorne auf dem Stuhl, um das Becken leicht nach vorne kippen und die Wirbelsäule problemlos gerade halten zu können.

● **Der Fersensitz** Diese Stellung verlangt keine besondere körperliche Biegsamkeit oder gar eine extreme Gelenkigkeit. Der Sitz ist auch über eine längere Zeitspanne sehr stabil und führt nahezu von selbst dazu, dass die Wirbelsäule gerade und richtig gehalten wird. Der Fußrücken und die Vorderseite der Unterschenkel liegen dabei flach auf dem Boden, und man sitzt auf seinen Fersen. Eine Möglichkeit, diese Stellung zu erleichtern, besteht darin, zwischen Fersen und Po ein Kissen zu legen. Bei hartem Untergrund empfiehlt sich eine Decke.

- **Der Lotossitz** Diese aus dem Yoga stammende Haltung ist mit Abstand die beste Meditationsstellung, vor allem für Personen, die oft und lange meditieren. Dabei werden die Beine gekreuzt, der rechte Fuß wird auf den linken Oberschenkel und der linke Fuß auf den rechten Oberschenkel gelegt. Leider handelt es sich dabei auch um eine Haltung, die große Beweglichkeit oder kontinuierliche Übung erfordert.
- **Der Schülersitz** Eine einfachere Variation des Lotossitzes ist der Schülersitz. Auch dabei werden die Beine gekreuzt. Ein Bein wird möglichst nahe an den Körper gezogen und der Fuß des anderen Beins auf den Unterschenkel des ersten Beins gelegt. Diese Stellung ist recht einfach einzunehmen. Wenn man ein Kissen unter das Gesäß legt, ist die Spannung in den Knien nicht so groß, und die Wirbelsäule richtet sich beinahe von selbst auf.

Visualisierung und »Lichtmeditation«

Die tibetische Meditation wird immer von Visualisierungen begleitet. Dabei handelt es sich um das bewusste Hervorrufen »innerer Bilder« durch den Meditierenden. In Tibet sind diese inneren Bilder meist verschiedene Göttergestalten, Buddha und andere große Heilige. Die Bilder sind stark kulturgebunden und für den westlichen Meditierenden meist wenig hilfreich.

Sehr unterstützend für uns ist jedoch eine andere Form der tibetischen Meditation, bei der intensive, farbige Lichtquellen an unterschiedlichen Körperstellen und mit verschiedenen Bewegungsrichtungen visualisiert werden. Diese so genannten Lichtmeditationen sind ausgesprochene Heilmeditationen, die dazu dienen, das Gleichgewicht der drei Energien wiederherzustellen. Denn die drei Energien entsprechen nicht nur Organen, Jahreszeiten oder Geschmacksrichtungen, sondern zugleich auch Farben (siehe dazu auch Seite 145).

Die Farbe, Lokalisation und Bewegungsrichtung des visualisierten Lichts hängt dabei jeweils davon ab, welche der drei Energien gestört und im Übermaß vorhanden ist. Bei einer Disharmonie von zwei Energien wechseln sich in der Visualisierung zwei Farben und Bewegungsrichtungen ab.

Visualisieren heißt, in Bildern zu denken, sich eine bestimmte Situation in allen Einzelheiten vorzustellen.

Visualisierungstechniken wurden in jüngster Zeit beispielsweise erfolgreich bei der Behandlung von Krebspatienten eingesetzt.

Lichtmeditation bei übermäßigem rLung

Wenn rLung bei einem Menschen überwiegt, sollte nur kurz meditiert werden. Man beginnt mit einer Dauer von fünf Minuten und dehnt diese später auf bis zu eine halbe Stunde aus. Für diesen Typus wirkt zu langes Meditieren energieverstärkend. Die beste Tageszeit für die Meditation ist in diesem Fall der Abend, direkt vor dem Schlafengehen.

Visualisieren Sie eine warme Kugel aus gelbem Licht in Ihrem Kopf. Es symbolisiert Zufriedenheit. Wenn das Gefühl der Wärme deutlich zu spüren ist und die Vorstellung eines gelben, strahlenden Lichtes klar vor Ihrem inneren Auge steht, leiten Sie den Lichtball ganz langsam von oben nach unten, bis in Ihren Unterbauch, und geben sich dann ganz dem Gefühl der Zufriedenheit, Kraft und Ruhe hin. Wann immer Sie das Gefühl haben, dass die Lichtkugel nach oben drängt, richten Sie Ihre Gedanken auf das Licht und seine angenehme Wärme. Anfangs wird es nicht leicht fallen, das Licht zu visualisieren und zu bewegen. Geduld und eine entspannte Haltung sich selbst gegenüber helfen dann, zum Ziel zu kommen. Meditieren Sie nicht länger als geplant, und vertrauen Sie darauf, dass Ihnen mit zunehmender Übung das Visualisieren leichter fallen wird.

Das Visualisieren sollte, wie alle anderen geistigen Fähigkeiten auch, regelmäßig geübt werden. Mit der Zeit werden Sie feststellen, wie selbstverständlich und einfach Ihnen diese Technik vorkommt.

Lichtmeditation bei übermäßigem mKhris-pa

Bei übermäßigem mKhris-pa sollte tagsüber an einem nicht zu warmen, gut belüfteten Ort meditiert werden. Die Lichtmeditation dauert ungefähr fünf Minuten lang.

Visualisieren Sie ein angenehm kühles, weißes, strahlendes Licht in Ihrem Herzen, und stellen Sie sich vor, dass es geistige Klarheit und absolutes Erkennen symbolisiert. Zunächst sollte das Licht ein kleiner, strahlender Punkt sein. Wenn dieses Bild gefestigt ist, lassen Sie das Licht immer größer und größer werden, bis es Ihre Brust ausfüllt und dann schließlich Ihren ganzen Körper. Dehnen Sie das Licht immer weiter aus, bis es den Raum erfüllt. Versuchen Sie dabei immer, dem Strahlen des Lichts gewahr zu sein. Strengen Sie sich aber nicht an, und vermeiden Sie es, sofort und zu schnell an das Ziel Ihrer Meditation zu kommen. Achten Sie besonders darauf, mit dem Licht das Gefühl geistiger Klarheit aufrechtzuerhalten. Wenn Sie spüren, dass die Meditation Sie zu sehr anstrengt, beenden Sie die Visualisierung. Auch hier gilt, dass Übung den Meister macht. Mit der Zeit wird es Ihnen immer leichter fallen.

Energie	Farbe	Bewegung	Bedeutung	Tageszeit
rLung	Gelb	Von oben nach unten	Zufriedenheit	Abends
mKhris-pa	Weiß	Von innen nach außen	Geistige Klarheit	Tagsüber
Bad-kan	Rot	Von außen nach innen	Liebe	Morgens

Lichtmeditation bei übermäßigem Bad-kan

Überwiegt Bad-kan, so ist die günstigste Zeit für eine Meditation der frühe Morgen. Sie sollten mindestens eine halbe Stunde meditieren, im Lauf der Zeit auch länger. Wichtig ist in Ihrem Fall, dass Ihnen während der Meditation nicht kalt wird. Üben Sie daher in einem warmen, angenehm temperierten Raum, vielleicht auch mit einer Decke, die Sie um sich wickeln.

Stellen Sie sich ein rotes, angenehm wärmendes Licht vor, das die Kraft der Liebe symbolisiert. Es umgibt Ihren ganzen Körper. Versuchen Sie, dieses Licht in Ihren Körper eindringen zu lassen. Während sich das Licht immer stärker konzentriert, wird es strahlender und wärmer. Das Zentrum, in dem sich das Licht schließlich zu einer leuchtend roten Kugel sammeln soll, ist das Herz. Denken Sie immer daran, dass dieses Licht Liebe ist. Liebe lässt sich nicht zwingen: Lassen Sie es von selbst geschehen. Auch hier gilt: Verzagen Sie nicht, wenn sich nicht sofort ein Erfolg einstellt. Die zunehmende Übung wird Ihnen helfen.

Tägliche Übung

Wenn Sie noch nie zuvor meditiert haben, ist es anfangs am besten, Sie üben täglich. Zunächst fällt es den meisten schwer, ein Licht in einer bestimmten Farbe deutlich zu visualisieren, es dann noch mit einem Gefühl zu verbinden und schließlich sogar zu bewegen.

Doch verzagen Sie nicht! Es gelingt jedem, der regelmäßig auf diese Weise meditiert. Lassen Sie sich also nicht vorschnell entmutigen, und geben Sie nicht auf. Nach kurzer Zeit schon werden Sie spüren, wie positiv sich die Meditation auf Ihr gesamtes körperliches und seelisch-geistiges Befinden auswirkt. Das Wichtigste bei allem Üben aber ist, dass Sie mit Freude meditieren!

Mit positiven Visualisierungen erreichen Sie eine enorme Stärkung Ihrer guten Energien und können unter Umständen eine lang anhaltende Phase der Zufriedenheit und des Wohlergehens einleiten.

Rituale, Gebete und Mantras

Einige der spirituellen Heilweisen der tibetischen Medizin sind für uns nur sehr schwer zu verstehen. Auch wenn man grundsätzlich offen gegenüber den religiösen Vorstellungen der Tibeter ist, so sind für uns, die wir aus einem völlig anderen Kulturkreis stammen, die Wirkungsweisen spiritueller Heilmethoden nicht immer nachvollziehbar und bleiben immer etwas fremd. Umso mehr, wenn es sich dabei um heilendes Handauflegen gegen böse Geister und fremde Dämonen, um heilige Gesänge und exorzistische Rituale handelt. All diese Heilweisen sind stark in der Religion und Kultur Tibets verankert und bilden eine ganz eigene Form der Heilkunde.

Eine Möglichkeit, einen Teil der spirituellen Heilmethoden der tibetischen Medizin auch für uns nutzbar zu machen, besteht darin, die tibetischen religiös geprägten Begriffe in psychologische zu übersetzen.

Mantras

Die meisten Behandlungsformen der tibetischen Medizin werden durch buddhistische Mantras unterstützt. Dabei handelt es sich um eine Art Gebetsformeln, die als Sprechgesang intoniert werden. Diese Formeln sind heilige Silben, die die Macht höherer Wesenheiten, in der Medizin besonders die des Medizinbuddhas wecken und die Heilkraft jeder Behandlung unterstützen sollen. Schon beim Sammeln der Heilkräuter intoniert der Arzt ein Mantra; auch bei der Zubereitung der Heilmittel, bei der Nadel- und der Wärmeakupunktur oder beim Handauflegen. Der Klang der heiligen Silben des Mantras überträgt sich in Schwingungen. Sie bringen die Energie des Patienten wieder ins Gleichgewicht oder verstärken die Wirkung eines Heilmittels.

Das Mantra des Buddha der Medizin

»Om namo bagawa te bekandsa guru
bendurja prabha radsaja tathagataja
arhate sam jaka sam buddhaja te jata
om bekandsa bekandsa maha
bekandsa raja samo gate sowa.«

»Gepriesen sei der vollkommen Erleuchtete,
Der große Lehrer der Heilkunst,
Der König des Edelsteinglanzes,
Gepriesen sei der Heilige,
das große Heil, das höchste Heilen.«

Spirituelle Heilweisen

Handauflegen

Das Heilen durch Handauflegen wird nicht durch einen gewöhnlichen Arzt, sondern nur durch einen hohen Lama durchgeführt. Diese Art der Heilung geht über die Theorie der tibetischen Medizin hinaus und beruht auf der Lehre von dem feinstofflichen Körper, dessen Energiezentren die Chakras bilden. Der Lama legt bei dieser Methode dem Kranken seine Hände auf und übermittelt positive Energien, die die feinstofflichen Ursachen, die der Krankheit zugrunde liegen, beheben.

Rituale

Zu den Heilritualen gehören die exorzistischen Riten, die Dämonen austreiben sollen. Sie gehören in die schamanistische Tradition der tibetischen Medizin. Es werden über 1000 verschiedene Geister angenommen, die vor allem für schwere seelische Krankheiten verantwortlich sind und mit den üblichen Heilmaßnahmen nur schwer oder gar nicht behandelt werden können. Zu diesem Zweck versetzt sich der Heiler in Trance, schlägt Trommeln und Glocken und stimmt magische Gesänge an. Ein solches Heilritual kann Stunden und Tage dauern. Es ist dann beendet, wenn der Dämon den Kranken verlässt. Die Erfolge derartiger »Teufelsaustreibungen« sollen, auch nach Berichten westlicher Zeugen, überraschend sein.

Der Schamane soll sich während des Rituals selbst in einen Dämon, ein Tier oder eine überirdische Wesenheit verwandeln. All diese Verwandlungen sind symbolisch zu verstehen.

Spirituelle Heilweisen und die Psychologie

Wenn wir die spirituellen Heilweisen unter einem psychologischen Blickpunkt betrachten, können wir sie auch auf unsere Denkweise übertragen. Mantras lassen sich in diesem Sinn auch als Affirmationen auffassen, als Worte, die den Glauben an die Heilung begünstigen und zu einer Veränderung unbewusster Fehlhaltungen führen, die auch krankheitsauslösend wirken können. Individuelle positive Affirmationsformeln können Krankheiten wohl nicht heilen, aber doch die Genesung stark begünstigen.

Auch die Heilrituale erfüllen diese Funktion. Was wir sicherlich von den spirituellen Heilmaßnahmen der Tibeter lernen und übernehmen können, ist ein positiver Gedankengang. Für jede Heilung von Krankheit ist der Glaube des Patienten grundlegend, auch wirklich geheilt werden zu können. Glaubt der Patient selbst nicht an den Heilungsprozess und unterstützt ihn nicht auch aktiv, muss jeder Arzt scheitern.

Die tibetische Kräutermedizin

Die Arzneikunde der tibetischen Medizin gründet sich auf eine viele Jahrhunderte alte Tradition und Erfahrung. So ist sie eine lange erprobte Erfahrungswissenschaft im besten Sinn.

Nach unseren Maßstäben gilt das Arzneiwesen der tibetischen Medizin allerdings als kaum wissenschaftlich erforscht. Doch sind diese Maßstäbe wenig sinnvoll. Denn eine eindimensionale naturwissenschaftliche Vorgehensweise, die sich nur auf das materiell Wahrnehmbare und im Labor Analysierbare stützt, wird der Wirkungsweise der ganzheitlichen tibetischen Arzneimittel nicht gerecht:

- Schon das richtige Sammeln der Kräuter ist ein eigener Schritt auf dem Weg zur fertigen Arznei.
- Die Mischungen bestehen teilweise aus bis zu 100 verschiedenen Natursubstanzen.
- Ihre besondere Herstellungsmethode beinhaltet zum Teil spirituelle Vorgehensweisen und ist auch in starkem Maß von der Intuition des erfahrenen Arztes abhängig, der mit der Zubereitung der Arznei befasst ist.

Schon beim Sammeln der Heilkräuter, aus denen er anschließend eine Arznei herstellt, führt der tibetische Arzt bestimmte Rituale durch und rezitiert Mantras, um die Heilkraft der Pflanzen zu erhöhen.

Wissenschaftlich erprobte Heilwirkung

Wo der wissenschaftliche Nachweis der Wirksamkeit der tibetischen Arzneimittel trotzdem versucht wird, stellt sich oft Erstaunliches heraus, was die enorme Wirksamkeit der Arzneien betrifft. Zwar kann die Wissenschaft nicht klären, auf welchem Weg und wie diese Substanzen wirken. Doch ist nachweisbar, dass sie wirksam sind.

Wer sich der tibetischen Arzneikunde nähern will, wird sich leichter tun, wenn er mit Verstand und Gefühl an die Sache herangeht und sich die Theorie der tibetischen Medizin vergegenwärtigt. Dann wird schnell klar, dass es bei dieser Form der Pharmakologie nicht nur um die chemisch-physikalischen Eigenschaften der Pflanzen, Mineralien und anderen Stoffe gehen kann, aus denen die Arzneien bestehen. Die »Energie« eines jeden Stoffs spielt eine weitaus wichtigere Rolle bei ihrem Wirken auf unsere Gesundheit.

Die Natur heilt

Im rGyud-bzhi, dem Standardwerk der tibetischen Medizin, ist zu lesen, dass es keine Substanz gibt, die nicht auf irgendeine Weise zur Heilung oder Linderung bei Beschwerden beitragen könnte. Diese Aussage bleibt selbstverständlich bis zu einem gewissen Grad Theorie. Denn um die Heilkraft einer Substanz zu begreifen, muss man erst einmal ihre Eigenschaften im Sinn der Energielehre herausfinden. So viele heilkräftige Substanzen die tibetischen Ärzte auch kennen: Viele mehr noch gibt es, die ihnen unbekannt sind. Dieses Nichtwissen und die diesbezügliche Bescheidenheit sind ein Grund, weshalb sie der Natur stets mit großem Respekt gegenüberstehen.

Welche Stoffe für die Arzneien verwendet werden

Bei der tibetischen Medizin handelt es sich in erster Linie um eine ausgefeilte Kräutermedizin. Aber es werden auch Mineralien, Edelsteine, Perlen, tierische und menschliche Substanzen für die Herstellung von Arzneien verwendet. In der Praxis setzt man über 1000 pflanzliche Stoffe, zehn Mineralien, 20 Edelsteine und über 100 organische Substanzen, zu denen beispielsweise der Eigenurin eines Patienten gehört, zur Herstellung der verschiedensten Medikamente ein. Aus diesen Bestandteilen werden vor allem Pillen, aber auch Abführ- und Brechmittel, Räuchermittel, Salben, Tinkturen, Massageöle und Badezusätze zusammengemischt.

Heilsubstanzen sind immer Mischungen verschiedener natürlicher Bestandteile. Erst im Zusammenspiel entfalten sich ihre Wirkungen. So finden sogar giftige Pflanzen ihre Verwendung gegen verschiedene Krankheiten.

Die richtige Mischung macht das Heilmittel

Einige der verwendeten Stoffe sind problematisch. Bedenklich ist beispielsweise die Verwendung von Quecksilber, das zu ernsten Vergiftungen führen kann. Den tibetischen Ärzten ist die Giftigkeit vieler Naturstoffe durchaus bewusst, doch können sie in manchen Fällen nicht auf sie verzichten. Der Umgang mit diesen Stoffen geschieht allerdings sehr umsichtig.

Nur wenige der vielen Einzelsubstanzen haben eine klar definierte Eigenwirkung. Erst die richtige Kombination verschiedener Stoffe lässt ein Heilmittel entstehen. Bevor die Substanzen gemischt und zu einer Medizin verarbeitet werden können, müssen sie erst einmal gesammelt und bearbeitet werden. Beide Schritte sind in der tibetischen Medizin von größter Bedeutung und für die Heilwirkung ausschlaggebend.

Das Sammeln der Heilpflanzen

In den medizinischen Texten der Tibeter sind viele Pflanzen beschrieben. Allerdings sind die Ausführungen dazu meist nicht sehr genau, so dass die richtige Identifizierung mitunter ein Problem darstellt. Hinzu kommt, dass die tibetische Medizin in ihrem Heimatland lange von den Chinesen unterdrückt und zum Teil durch die westliche Medizin ersetzt wurde, so dass einiges von dem alten Wissen verloren ging. Die alten Schriften allein sind zur Pflanzenbestimmung jedoch nicht ausreichend. Zwar halten die tibetischen Ärzte im indischen Dharamsala die enge Verbindung mit ihrer Tradition aufrecht, doch auch hier konnte sich das traditionelle Wissen über Jahrtausende hinweg nicht vollständig erhalten.

Insofern kommt es beim Sammeln und Verarbeiten der Heilpflanzen nicht nur auf das reine Wissen und die Erfahrung an, auch die Intuition des Arztes und das vorsichtige Experimentieren sind dabei gefragt.

Schon die Ernte der Heilpflanzen ist von einer ganzen Reihe komplizierter Regeln und Vorschriften begleitet. Werden diese nicht oder nur unvollständig eingehalten, so kann sich die volle Heilkraft der Pflanze nicht entfalten.

Arzt und Apotheker

Einer der Grundsätze der tibetischen Arzneienkunde lautet, dass der tibetische Arzt die Heilmittel, die er anwendet, selbst herstellen und auch die einzelnen Bestandteile selbst sammeln sollte. Der Arzt ist also sein eigener Apotheker.

Diese Regel beruht auf mehreren Gründen: Zum einen hält der Arzt so seine aktive Verbindung zur Natur aufrecht und schult seine Beobachtungsgabe. Zum anderen ist sein umfassendes Wissen notwendig, nicht nur um die richtige Pflanze zu finden, sondern auch, um den richtigen Standort, das richtige Wetter, die richtige Jahreszeit, den richtigen Mondstand für den rechten Zeitpunkt des Sammelns der Pflanzen zu wählen. All diese Faktoren sind bei der Wirkung der Pflanze auf die Gesundheit des Menschen ausschlaggebend.

So darf auch nicht jeder Teil der Pflanze zu jeder Jahreszeit geerntet werden, sondern jeweils nur dann, wenn die Heilkräfte in diesem bestimmten Pflanzenteil am stärksten sind.

Wie die Pflanzen unterschieden werden

Insbesondere die Regeln für die Unterscheidung nach Pflanzen, die bei den so genannten Hitze- oder Kältekrankheiten wirksam sind, sind für den Arzt und Sammler der Pflanzen von höchster Bedeutung. Erstere Beschwerden werden durch ein Übermaß an mKhris-pa ausgelöst, letztere durch ein Zuviel an rLung oder Bad-kan.

So sieht die tibetische Medizin vor, dass Pflanzen oder Pflanzenteile gegen »Hitzekrankheiten« in einer Höhe von über 3500 Meter und an einem Nordhang gesammelt werden müssen. Die Kräuter gegen »Kältekrankheiten« sollen hingegen unter 3000 Meter und an einem Südhang gedeihen. Dabei kann es sich in beiden Fällen durchaus um dieselbe Pflanzenart handeln. Nur wird ihre Wirksamkeit allein durch den unterschiedlichen Herkunftsort entscheidend verändert.

Der Sinn einiger dieser Vorschriften ist für uns nicht gänzlich nachvollziehbar, doch haben einige Regeln auch durchaus verständliche biologische Gründe.

Der richtige Zeitpunkt des Sammelns

Im Frühling, wenn die Tage länger werden und das Wachstum der Pflanze beginnt, steigen die Säfte auf und durchströmen die Rinde der Bäume. Im Sommer, zur Regenzeit, sind die Blätter voll entwickelt. Im frühen Herbst bricht in Tibet die Blütezeit der Pflanzenwelt an, und die Früchte beginnen zu reifen. Wenn der Winter naht, ziehen sich die Säfte zurück in den Wurzelstock der Pflanzc, und sie sammelt Energie für das neue Wachstum im Frühling. Die daraus resultierenden Richtlinien stellen sicher, dass die Wirkstoffe der Pflanzen optimal genutzt werden.

Begleitende Rituale

Das gilt auch für die Rituale, die das Sammeln der Pflanzen begleiten und ihre Heilwirkungen verstärken sollen. Dabei wirkt sich nach tibetischen Vorstellungen bereits das seelische, geistige und körperliche Wohlbefinden des Heilers, der die Pflanzen sammelt, direkt auf das Heilmittel aus.

Die traditionellen Regeln verlangen von dem Arzt daher, dass er zum Zeitpunkt der Sammlung vollkommen gesund ist. Es wird

Es gibt zahlreiche Regeln in Bezug auf die Behandlung der Heilpflanzen, die auch einer biologischen Überprüfung standhalten. Dazu gehören beispielsweise die Vorschriften zu den verschiedenen Pflanzenteilen, die nur zu bestimmten Jahreszeiten Verwendung finden.

Jahreszeit	Gesammelte Pflanzenteile
Frühling	Rinden
Sommer	Blätter und Säfte
Frühherbst	Blüten und Früchte
Spätherbst	Wurzeln und Zweige

deutlich, dass der Vorgang des Pflanzensammelns nicht in einer einfachen Ernte besteht, sondern dass er zugleich auch eine spirituelle Übung darstellt.

Probleme bei der Beschaffung der Pflanzen

Leider sind heute längst nicht mehr alle Pflanzen, die für die typischen tibetischen Arzneien notwendig sind, für die Ärzte zugänglich. Dies liegt zum einen Teil daran, dass sie nur in Tibet selbst gedeihen. Zum anderen machen sich die globalen Umweltprobleme auch im fernen Himalaja bemerkbar: Immer mehr Pflanzen sind vom Aussterben bedroht oder bereits verschwunden, nicht zuletzt aufgrund der zunehmenden Anfragen aus dem Ausland.

Das besondere Klima und die hohe Gebirgslage machen Tibet zur Heimat von einigen Pflanzen, die in anderen Regionen nicht gedeihen. Das macht es für den nach tibetischen Vorschriften behandelnden Arzt in Europa nicht immer leicht, die gewünschten Pflanzen tatsächlich zu bekommen.

Die Herstellung der Medikamente

Auch die Herstellung der Heilmittel ist eine Kunst, die in der Regel nur von einem ausgebildeten tibetischen Arzt ausgeübt werden kann. Das Anfertigen der Heilmittel ist, wie auch das Sammeln der Kräuter, keine rein mechanische Tätigkeit, sondern verlangt Erfahrung, Intuition und eine spirituelle Reife. Dazu gehört nicht zuletzt das Wissen um die die Heilkraft verstärkenden Wirkungen bestimmter Rituale und Mantras, die beim Sammeln eingesetzt werden und wesentlich zur Wirksamkeit beitragen.

Auch wenn heute feste Maß- und Gewichtsangaben für die Zutaten zu den Heilmitteln bestehen, so bleibt doch ein großer Teil der Herstellung der Arzneien von der Erfahrung des Arztes abhängig. Das ist auch einer der Gründe dafür, dass diese Rezepte streng geheim gehalten werden.

Die richtige Vorbereitung der pflanzlichen Stoffe

Für die einzelnen Heilmittel, die zu 90 Prozent Pillen sind, werden zwischen 5 und über 100 Einzelingredienzen verwendet. Bevor diese Stoffe zusammengemischt werden, müssen sie erst einmal aufbereitet werden.

Bei den pflanzlichen Substanzen ist die richtige Trocknung von großer Bedeutung. Schon dieser Schritt ist wichtig für die spätere Wirkung des Heilmittels, in dem sie eingesetzt werden. Stoffe, die der Heilung von Hitzekrankheiten dienen sollen, müssen im

Geheimnisvolle Rezepturen

Schatten trocknen. Solche, die bei Kältekrankheiten wirksam sind, werden in der Sonne getrocknet. Anschließend werden die Pflanzen fein geschnitten und sortiert.

Die richtige Vorbereitung der anderen Bestandteile

Edelsteine werden zunächst grob gebrochen und dann dreimal in kaltem, klarem Wasser gereinigt. Eine heiße Salzlösung wird dann hinzugegeben. Diese Mischung sollte einige Stunden lang kochen. Danach wird das Wasser weggegossen, und bestimmte Heilkräuter und -pflanzen werden den Edelsteinen hinzugefügt. Diese Mischung wird nochmals erhitzt. Im Anschluss werden die Steine fein zu Pulver gemahlen.

Gold wird ebenfalls dreimal in klarem Wasser gereinigt, ganz fein zu Blattgold ausgewalzt und zwischen zwei dicke Schichten Lehm gepackt. Der Lehm wird so lange in einem Holzkohlefeuer erhitzt, bis das Gold vollkommen glüht. Nachdem es abgekühlt ist, werden die beiden Lehmschichten vorsichtig voneinander getrennt, und das Gold fällt als gereinigtes Pulver mit großer Heilkraft ab.

Auch für die anderen Ingredienzen bestehen zum Teil äußerst komplizierte Reinigungsvorschriften. Nach der Reinigung werden die verschiedenen Bestandteile jeweils abgewogen, vermischt und nochmals zu ganz feinem Pulver gemahlen. Je nach Bedarf werden aus diesem Pulver dann heilende Pillen oder Salben zubereitet, oder es wird in bestimmten Heilvorgängen unterstützend eingesetzt.

Neben pflanzlichen Bestandteilen spielen in der tibetischen Arzneikunde auch Mineralien und Edelmetalle eine wichtige Rolle. Ihr gesundheitlicher Nutzen ist auch in unserer traditionellen Volksheilkunde unbestritten.

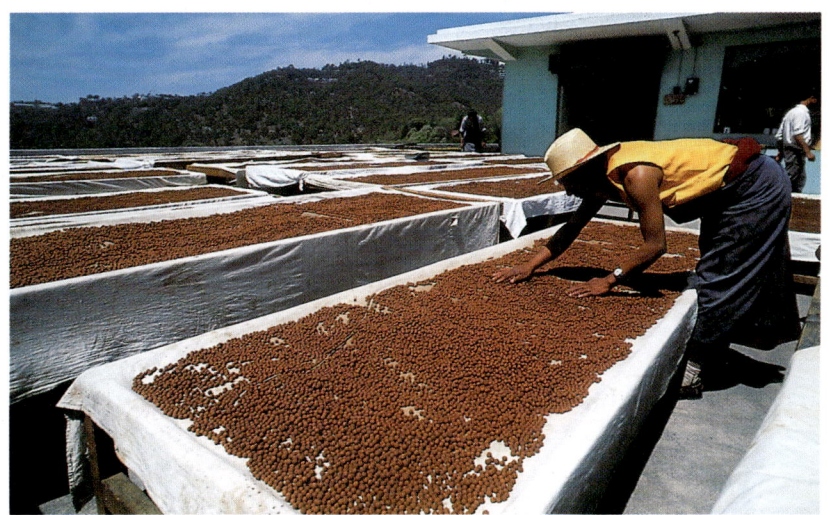

Die Herstellung der speziellen Medikamente ist auch eine wichtige Aufgabe im TMI in Dharamsala. Inzwischen ist weltweit die Nachfrage danach so groß, dass ungeheure Mengen davon produziert werden.

153

Die Juwelenpillen

Für die Herstellung von Pillen wird der fertigen Pulvermischung Wasser hinzugegeben. Dann können die Pillen gedreht werden. Diese werden anschließend im Schatten oder in der Sonne, je nach Anwendungsgebiet, getrocknet und zuletzt abgepackt.

Die so genannten Juwelenpillen (tibet.: »Rinchen rilpo«) sind die stärksten Heilmittel, die die tibetische Medizin zu bieten hat. Der Name »Juwelenpillen« rührt zum einen von ihren besonders wertvollen Zutaten her, zum anderen von ihrer als ebenso wertvoll zu erachtenden Heilkraft. Juwelenpillen werden vor allem bei lebensbedrohlichen Krankheiten verordnet.

Herstellung, Einnahme und Dosierung

Bei den Juwelenpillen ist das genaue Befolgen der Herstellungsvorschriften besonders wichtig. Nicht nur die Zutaten müssen stimmen. Auch astrologische Berechnungen für den richtigen Tag der Arzneizubereitung sind notwendig. Zudem müssen begleitend bestimmte Rituale durchgeführt werden. Jede fertige Pille wird anschließend in ein farbiges Papier gewickelt und mit Wachs versiegelt.

Die Einnahme ist bei den Juwelenpillen ebenfalls genau geregelt. Am Tag vor der Einnahme darf der Patient nur bestimmte Nahrungsmittel zu sich nehmen, muss sich sexuell enthalten und darf keine anderen Medikamente einnehmen. Am Abend sollte er die Pille nach Einbruch der Dunkelheit auspacken, zer-

Chronische und hierzulande unheilbare Beschwerden werden in Tibet mit den Juwelenpillen behandelt. Sie sind höchst kompliziert herzustellen, ihre Zutaten sind sehr teuer und selten, und ihre Einnahme verläuft über ein ausgeklügeltes Ritual.

Die Bestandteile der Juwelenpillen	
Substanz	**Anwendungsgebiet**
Alabaster	Gallensteine, Nierenleiden
Bronze	Augenleiden, Krebserkrankung
Diamant	Depressionen
Gold	Verjüngungsmittel
Koralle	Seelische Leiden
Lapislazuli	Lepra
Onyx	Epilepsie
Perlen	Geschwüre
Quecksilber	Verjüngungsmittel
Silber	Herzprobleme
Türkis	Leberprobleme

stoßen und mit etwas Wasser vermischen. Danach geht er zu Bett, um vor Sonnenaufgang aufzustehen. Zu diesem Zeitpunkt nun soll er die Mischung vor der Einnahme mit dem Finger umrühren und dabei den Buddha anrufen. Insgesamt sollte der Kranke dann alle zwei bis vier Wochen eine von zehn Pillen einnehmen.

Padma 28 – eine tibetische Pille für den Westen

Es gibt heute viel versprechende Ansätze, die tibetische Pflanzenheilkunde auch für den Westen zu nutzen. Selbst wenn wir die tibetische Medizin in ihrer ursprünglichen Form nicht einfach übernehmen können, so ist es uns doch möglich, von ihr zu lernen und sie entsprechend zu variieren. Ein eindrucksvolles Beispiel dafür ist ein spezielles tibetisches Heilmittel, dessen Erfolg auch in wissenschaftlichen Kreisen große Aufmerksamkeit erregt: Padma 28.

Das ursprüngliche Rezept für diese Pille geht auf einen sibirischen Heiler und Mönch, Sultim Badma, zurück, dessen Vorfahren aus Tibet stammten. Ende des vorigen Jahrhunderts erlangte er durch seine außergewöhnlichen Heilerfolge in Russland große Berühmtheit und wurde schließlich vom russischen Zaren beauftragt, das rGyud-bzhi zu übersetzen. Da ihm die entsprechenden tibetischen Pflanzen für die traditionellen tibetischen Rezepturen nicht zur Verfügung standen, ersetzte er sie durch ähnliche, in Europa und Asien gedeihende Kräuter. Über die Nachfahren Sultim Badmas gelangten seine Rezepte in die USA und die Schweiz.

Dort stießen die tibetisch inspirierten Heilrezepturen bei verschiedenen Pharmaunternehmen auf großes Interesse, und es wurden umfangreiche Forschungen angestellt. In den achtziger Jahren brachte die Schweizer Firma Padma AG nach Überprüfung ihres Medikaments durch tibetische Ärzte Padma 28 auf den Markt. Es gilt als das heute am besten erforschte und erprobte Pflanzenheilmittel. Große Erfolge mit Padma 28 konnten bei koronaren Herzerkrankungen, chronischer Bronchitis, Arteriosklerose und geschwächter Immunabwehr verzeichnet werden. Leider ist die Arznei in Deutschland noch nicht zugelassen, doch kann sie über internationale Apotheken bezogen werden. Es bleibt zu hoffen, dass die Entwicklung dieses interessanten Heilmittels kein Einzelfall bleibt.

Auch wenn Padma 28 in Deutschland noch nicht zugelassen ist, gibt es die Möglichkeit, das Präparat über internationale Apotheken zu beziehen. In anderen Ländern Europas, z. B. in der Schweiz, kann man Padma 28 bereits bekommen.

Krankheit und Therapie

Unser Körper ist der Spiegel unserer Seele und unserer Geisteshaltung. Dieser ganzheitliche Gedanke durchzieht die tibetische Medizin seit ihren Anfängen. Unser Körper als das »Fahrzeug«, das uns auf unserem spirituellen Weg zur Erleuchtung bringen soll, bedarf dabei besonderer Aufmerksamkeit. Die Heilmethoden, die die tibetische Medizin bei bestimmten Beschwerden empfiehlt, sind zum einen auf die direkten körperlichen Symptome ausgerichtet, zum anderen befassen sie sich vor allem mit der Behebung der Ursachen der Krankheit.

Alltagsbeschwerden tibetisch heilen

Wer nicht die Möglichkeit hat, bei bestimmten alltäglichen Beschwerden einen Arzt aufzusuchen, der in tibetischer Medizin ausgebildet ist, kann sich mit den unten stehenden Empfehlungen auch selbst behelfen. Voraussetzung sind eine gründliche Selbstdiagnose, bei der die Beschwerdebilder zu den einzelnen Krankheiten helfen sollen, und Sorgfalt bei der Durchführung der Anwendungen.

Bei Arthritis empfiehlt sich mehrmals täglich eine Energiepunktmassage der Punkte 12, 10, 2, 6 und 4, um die Beschwerden zu lindern (siehe dazu Seite 134f.).

Arthritis

Bei der Arthritis sind ein oder mehrere Gelenke entzündet, was sich durch Rötungen, Schwellungen und Schmerzen der betroffenen Stellen bemerkbar macht. Mitunter ist ein Krankheitsschub von Fieber begleitet. Als Ursache gelten Krankheitsherde in Form von chronischer Mandelentzündung oder Zahnvereiterung, aber auch Knochenmarkentzündungen, Gelenktuberkulose, rheumatische Erkrankungen sowie Spätfolgen von bakteriellen Infektionen.

In der tibetischen Medizin ist ein Übermaß an rLung verantwortlich, meist begleitet von einem mKhris-pa-Überschuss und einem Bad-kan-Defizit.

Richtiges Verhalten
Die wichtigste Verhaltensregel lautet Mäßigung. Man sollte die Sonne meiden, sich aber auch nicht Kälte und Feuchtigkeit aussetzen. Bewegung ist – in Maßen – sinnvoll. Mehrere kleine Spaziergänge, über den Tag verteilt, sind besser als ein langer.

Richtige Ernährung
Eine Ernährungsumstellung ist unbedingt notwendig. Scharfe Nahrungsmittel sind vorteilhaft, fette, süße und salzige dagegen zu vermeiden, ebenso wie Fleisch. Heilsam wirken Getreide, Joghurt, Buttermilch sowie Zimt, Ingwer, Chilischoten und Pfeffer. Auch Tees aus diesen Gewürzen wirken heilsam.

Asthma bronchiale

Bei Asthma handelt es sich in den meisten Fällen um eine allergische Erkrankung. Es kommt zu wiederholten Anfällen von Atemnot und allgemeiner Kurzatmigkeit. Bei Kindern und Jugendlichen tritt Asthma relativ häufig auf. Oft verliert es sich mit Eintritt in die Pubertät. Neben einer allergischen Veranlagung sind die Ursachen ein schwaches Immunsystem und psychische Faktoren wie innere Anspannung und Ängste.

Die tibetische Medizin sieht Asthma als eine Krankheit, die durch zu viel Bad-kan und zu wenig rLung charakterisiert ist.

Die unten aufgeführten Hinweise zur Selbstbehandlung sollten begleitend zur ärztlichen Therapie durchgeführt werden.

Als richtiges Verhalten empfiehlt sich für den Asthmatiker eine gelassene und entspannte Lebenseinstellung, die dabei helfen kann, die Häufigkeit der Asthmaanfälle zu reduzieren.

Richtige Ernährung

Salat und Kartoffeln gelten als heilsame Nahrungsmittel. Fleisch sollte ebenso wie Süßes gemieden werden, mit Ausnahme von Honig, der in der tibetischen Medizin nicht als süß gilt.

Molke-Honig-Trunk

Trinken Sie 1/2 Teelöffel Kardamom gemischt mit Chili und 2 Teelöffeln Honig in 200 Milliliter Molke nach dem Frühstück.

Energiepunktmassage

Zur Linderung der Asthmasymptome empfiehlt sich eine regelmäßige Massage der Punkte 1, 2, 4, 12 und 11 (siehe Seite 134f.).

Meditation

Wenn Sie unter Asthma leiden, sollten Sie sich angewöhnen, jeden Morgen zu meditieren.

Atemübungen

Die reinigenden Atemübungen (siehe Seite 109) sollten regelmäßig durchgeführt werden.

Visualisierungsübungen

Nehmen Sie sich öfter 5 Minuten Zeit, um Ihren Atem zu beobachten. Verfolgen Sie, wie er durch die Nase, den Hals, die Bronchien, bis in die Lungenspitzen fließt. Konzentrieren Sie sich zuerst auf die linke, dann auf die rechte Seite. Stellen Sie sich vor, dass Sie mit dem Atem ein warmes, rotgoldenes Licht einatmen, das Ihre Lunge wärmt und Sie entspannt und heilt.

Bei Asthma haben sich die hier beschriebenen Visualisierungstechniken als sehr wirksam erwiesen.

Depressionen

Psychologie und Medizin kennen verschiedene Formen von Depressionen, die man etwa in drei Gruppen einteilen kann: die körperlich bedingten Depressionen, die nach Vergiftungen, bei Krankheiten oder durch Gehirnschäden eintreten können; die endogenen Depressionen mit unbestimmtem Auslöser; die reaktiven Depressionen mit bestimmtem Auslöser, wie beispielsweise dem Tod eines geliebten Menschen. Letztere sind meist gemeint, wenn über Depressionen gesprochen wird.
In der tibetischen Medizin gilt jede Form der Depression als Folge eines Überschusses von rLung und Bad-kan.

Richtiges Verhalten

Menschen, die unter Depressionen leiden, sollten sich möglichst oft in einer hellen, sonnigen Umgebung aufhalten. Ruhe ist ebenfalls wichtig. Gleichzeitig sollten sie sich jedoch nicht zu sehr von anderen Menschen zurückziehen. Es empfiehlt sich, morgens früh aufzustehen und tagsüber keine Ruhepausen einzulegen, auch wenn man sich sehr erschöpft fühlen sollte. Lange Spaziergänge in der Natur sind ebenfalls von Vorteil.

Meditation

Eine kurze Meditation am frühen Morgen mit anschließenden Atemübungen ist empfehlenswert. Wer unter Depressionen leidet, sollte nie zu lange meditieren!

Atemübungen

Die drei reinigenden Atemübungen (siehe Seite 109) sollten mehrmals täglich durchgeführt werden.

Richtige Ernährung

Auf scharfe und saure Nahrungsmittel sollte man möglichst vollkommen verzichten, die anderen Geschmacksrichtungen sind erlaubt.

Energiepunktmassage

Einige Massagepunkte helfen dabei, die depressive Stimmung zu überwinden und wieder mehr Lebensfreude und Energie zu empfinden. Sie sollten mehrmals täglich angeregt werden. Die wirksamsten Punkte sind 1, 4, 8, 11 und 13 (siehe Seite 134f.).

Das Wort »Depression« kommt aus dem Lateinischen; »deprimere« bedeutet »herabdrücken«. Im Winter kann eine kurze Reise in sonnige Gebiete oft schon einen Teil der Niedergeschlagenheit aufheben.

Durchfall

Durchfall ist keine Erkrankung an sich, sondern ein Symptom, das auf ein Problem der Darmschleimhaut hindeutet. Infektiöse wie nicht infektiöse Prozesse können Durchfallbeschwerden auslösen, ebenso wie seelische Belastungen, z.B. Stress oder berufliche und familiäre Probleme.

In den meisten Fällen ist Durchfall ein rLung-Problem. Wenn der Stuhl rötlich gefärbt ist, spielt mKhris-pa eine Rolle, wenn er schleimig ist und der Durchfall von Erbrechen begleitet wird, ist Bad-kan gestört.

Zur Klärung der Diagnose bei Durchfall ist ein Arztbesuch durchaus anzuraten. Liegen allerdings ausschließlich seelische Probleme zugrunde, ist eine Änderung der Lebensführung und eventuell psychotherapeutische Hilfe notwendig.

Richtiges Verhalten

Ruhe und die Vermeidung von Stress sind die ersten Maßnahmen. Dazu sollte man sich warm halten und einige kurze Spaziergänge in langsamem Tempo unternehmen.

Richtige Ernährung

Bei akutem Durchfall sollte man einen Tag fasten und viel kohlensäurearmes Mineralwasser und Gewürztees aus Zimt und Ingwer trinken. Wer häufig unter Durchfall leidet, sollte mehr süße und salzige Speisen zu sich nehmen.

Energiepunktmassage

Hilfreiche Massagepunkte bei akutem und chronischem Durchfall sind 2, 3, 6 und besonders 14 (siehe Seite 134f.).

Atemübungen

Die reinigenden Atemübungen (siehe Seite 109) helfen dabei, die tieferen Ursachen chronischen Durchfalls langfristig zu bekämpfen. Man sollte sie morgens nach dem Aufstehen, auf jeden Fall aber vor dem Mittagessen durchführen.

Visualisierungsübungen

Mit regelmäßigen Visualisierungsübungen können Sie dem Durchfall ebenfalls wirkungsvoll entgegenwirken. Legen Sie dazu Ihre Hände auf den Bauch, stellen Sie sich vor, wie bei jedem Einatmen ein angenehm warmes, rotes, heilsames Licht von Ihren Händen tief in Ihren Bauch strahlt, und wie mit jedem Ausatmen unreine Energie Ihren Körper verlässt und in den Erdboden versinkt.

Erkältung

Eine gewöhnliche Erkältung, die sich vor allem durch Schnupfen bemerkbar macht, wird meist durch Viren ausgelöst. Normalerweise klingen die Schnupfensymptome nach drei bis vier Tagen wieder ab, wenn es nicht durch eine sich ausbreitende Infektion zu einer Entzündung der Nasennebenhöhlen kommt.
Bei einer Erkältung sind meist alle drei Energien betroffen. Steht eine rLung-Störung im Vordergrund, sind die Hauptsymptome Niesen, Husten, Hals- und Kopfschmerzen. Überwiegt mKhris-pa, was allerdings selten vorkommt, ist die Erkältung von Fieber begleitet. Bei einer Bad-kan-Störung zeigen sich als wichtigste Symptome eine erhöhte Sekretion der Nasenschleimhaut und tränende Augen.

Bei Erkältungskrankheiten versagt in der Regel das körpereigene Abwehrsystem. Kaltes und feuchtes Wetter leisten der Entstehung von Husten, Schnupfen und grippalen Infekten Vorschub.

Richtige Ernährung
Spezielle Richtlinien gibt es nicht; allerdings sollte man darauf achten, welche Energie gestört ist, und diese durch die richtige Kombination der Speisen ins Gleichgewicht bringen. Die folgende Arznei hilft dabei, die Symptome sehr rasch zum Abklingen zu bringen.

Honigmilch
Verrühren Sie 200 Milliliter warme Milch mit etwas Honig und 1/2 Teelöffel einer Mischung aus Ingwer, Nelken und Zimt. Dieses Getränk sollte morgens nach dem Frühstück und abends vor dem Schlafengehen getrunken werden.

Einreibungen
Einreibungen mit einem wärmenden Massagebalsam (siehe Seite 137) tun gut.

Wasseranwendungen
Auch warme Bäder helfen. Es ist jedoch darauf zu achten, sich nach dem Bad warmzuhalten. Als vorbeugende Maßnahmen während Erkältungszeiten und erhöhter Ansteckungsgefahr haben sich regelmäßige kalte Waschungen gut bewährt.

Inhalation
Sehr gut wirkt auch eine Inhalation über dem Dampf von geröstetem Reis. Die Inhalation wird ebenso durchgeführt wie eine bei uns übliche über heißem Kamillentee.

Energiepunktmassage

Folgende Massagepunkte sind bei einer Erkältung besonders sinnvoll: 1, 9, 10, 8 und 4 (siehe Seite 134f.).

Atemübungen

Die reinigenden Atemübungen (siehe Seite 109) sollten morgens und nachmittags durchgeführt werden.

Fieber

Fieber ist keine Krankheit, sondern ein natürlicher Regulationsmechanismus unseres Körpers. Bei Angriffen von Bakterien und Viren kommt es zu Infektionen, auf die unser Körper mit einer Erhöhung der Körpertemperatur reagiert. Das Fieber verringert die Überlebenschance von Bakterien und Viren und sorgt dafür, dass Gifte leichter ausgeschieden werden können. In den meisten Fällen ist es also gar nicht so sinnvoll, das Fieber sofort zu unterdrücken.

Fieber ist vor allem die Folge eines momentanen mKhris-pa-Überschusses; meistens ist zusätzlich auch rLung gestört.

Fieber ist heilsam. Die Durchblutung wird enorm gesteigert und das Abwehrsystem angekurbelt. Die Körpertemperatur hilft, eingedrungene Krankheitserreger abzutöten oder deren Vermehrung aufzuhalten.

Richtiges Verhalten

Sonne und anstrengende Bewegungen sollten möglichst vermieden werden. Fieber ist eine der wenigen Ausnahmen, bei denen die tibetische Medizin nicht davon abrät, auch tagsüber zu schlafen. Denn Ruhe ist sehr wichtig, um den Organismus zu regenerieren und zu stärken. Meditationen sind bei Fieber wenig sinnvoll, ebenso wie Atemübungen, die bei einer Besserung der Beschwerden höchstens einmal morgens durchgeführt werden sollten, da die Konzentrationsfähigkeit beeinträchtigt ist.

Richtige Ernährung

Der Kranke sollte keine schweren Mahlzeiten, keinen Alkohol, kein Fleisch, kein Salz und keine scharfen Nahrungsmittel wie Zwiebeln, Knoblauch oder Gewürze zu sich nehmen. Auch Kaffee, schwarzer Tee und Tabak sollten vermieden werden. Am besten ist es, wenig zu essen oder einen Tag lang zu fasten. Heilsame Nahrungsmittel sind Reis und Joghurt. Außerdem sollte man ausreichend salzarmes Wasser und Früchtetee trinken, da der Organismus viel Flüssigkeit benötigt.

Hautprobleme

Unsere Haut ist unser größtes Organ. Sie macht etwa zwölf Prozent des Körpergewichts aus und hat eine Oberfläche von bis zu zwei Quadratmeter. Die Haut schützt den Körper vor schädlichen Umwelteinflüssen, reguliert den Wärmehaushalt, ist am Stoffwechsel und der Atmung beteiligt, speichert Fett, Wasser und Vitamine und vermittelt uns Sinneseindrücke, wie Berührung, Temperatur oder Schmerz.
Hautprobleme hängen meist mit zu viel mKhris-pa- und rLung-Energie bei gleichzeitigem Bad-kan-Mangel zusammen.

Richtiges Verhalten

Stress und Aufregung sollten möglichst gemieden werden, da die Haut sehr sensibel auf seelische Probleme reagieren kann. Bei Hautproblemen empfiehlt es sich, sich in sonniger Umgebung aufzuhalten, jedoch die direkte Sonneneinstrahlung zu meiden. Viel Bewegung an der frischen Luft aktiviert die Selbstheilungskräfte der Haut. Luftdurchlässige Kleidung aus Naturfasern schont die Haut und behindert sie nicht in ihren vielfältigen Funktionen.

Kurzfristigen Hautveränderungen ist jeder Mensch einmal ausgesetzt. Bei chronischen Leiden sollten Sie sich allerdings fragen, ob sie auf belastende Lebensumstände oder seelische Krisen zurückgehen. Hier liegt ein wichtiger Ansatzpunkt zu ihrer Behandlung.

Richtige Ernährung

Bitteres tut der Haut immer gut. Süße und scharfe Speisen sollten nur in geringen Mengen verzehrt werden. Salz, Fleisch, Alkohol und Tabak sind möglichst zu meiden. Bei allen Arten von Hautproblemen ist es wichtig, viel zu trinken, vor allem salzarmes Mineralwasser und ungesüßte Früchtetees. Heilsame Nahrungsmittel sind vor allem Reis und Vollkornprodukte.

Wasseranwendungen

Eine hilfreiche äußerliche Anwendung sind regelmäßige kalte Waschungen mit Apfelessig.

Energiepunktmassage

Regen Sie mehrmals täglich die Punkte 1, 2, 11, 7 und 16 an (siehe Seite 134f.).

Meditationen und Atemübungen

Meditation und auch die reinigenden Atemübungen (siehe Seite 109) sollten mehrmals täglich durchgeführt werden.

Kopfschmerzen

Kopfschmerzen sind, wie Fieber, keine Erkrankung an sich. Häufig treten sie als Begleitsymptom von Infekten, Entzündungen, Vergiftungen, körperlichen oder seelischen Verspannungen auf. Spannungskopfschmerzen werden oft auch durch Wettereinflüsse sowie durch Fehlhaltungen begünstigt, die zu einer Verspannung der Schulter- und Nackenmuskulatur führen.
Die tibetische Medizin führt das Symptom Kopfschmerzen auf einen Überschuss von rLung zurück.

Richtige Ernährung

Bei häufigen Kopfschmerzattacken empfiehlt sich eine Ernährungsumstellung: Saure und salzige Speisen harmonisieren rLung. Süßes sollte nur in kleinen Mengen genossen, auf Scharfes und Fleisch möglichst verzichtet werden. Besonders wichtig ist eine regelmäßige und leichte Ernährung.

Energiepunktmassage

Oft ist eine Fehlhaltung der Wirbelsäule, z. B. durch eine verkehrte Sitzposition, der eigentliche Auslöser für Kopfschmerzen und Verspannungen.

Kopfschmerzen sprechen oft gut auf eine Massage der Punkte 1, 4, 5, 6 und 7 an (siehe Seite 134f.).
Auch die »lange Massage« der Nacken- und Schultermuskulatur mit warmem Sesamöl ist hilfreich (siehe Seite 136).

Meditation

Meditieren sollte man nur kurz und in den Morgenstunden.

Atemübungen

Die reinigenden Atemübungen (siehe Seite 109) wirken individuell verschieden: Während sie dem einen gut tun, verstärken sie bei anderen den Schmerz. Da hilft nur, es auszuprobieren.

Visualisierungsübung

Nehmen Sie sich Zeit, und beobachten Sie Ihre Schmerzen. Machen Sie sich die gedanklichen Bilder, die mit dem Schmerz verbunden sind, bewusst: Welche »Farbe«, welche »Form«, welche »Qualität« hat er? Wenn Sie ein deutliches Bild vor Augen haben, beginnen Sie damit, diese Eigenschaften in Ihrer Vorstellung umzuformen. Ist es Ihnen gelungen, so hat sich der Kopfschmerz in 90 Prozent aller Fälle aufgelöst oder sich zumindest deutlich gebessert.

Nervosität

Nervosität ist ein weit verbreitetes Leiden in unserer Zeit und unserer Kultur. Allerdings handelt es sich bei Nervosität um keine Krankheit, sondern um einen seelischen Zustand, der durch Übererregbarkeit, Gereiztheit, Unruhe, Schlafstörungen sowie geistige, seelische und körperliche Verspannungen gekennzeichnet ist. Ein Hauptauslöser für das häufige Problem Nervosität liegt in der Reizüberflutung, mit der unsere Wahrnehmung nicht mehr fertig wird.
Andere Ursachen für Nervosität sind rein seelischer Natur. Leistungsdruck und damit verbundene Versagensängste führen bei den Betroffenen dazu, dass sie sich immer mehr verausgaben und ihre eigenen Grenzen überschreiten. Die Folgen sind innere Unruhe, Erregung und nervöse Störungen.
Nervosität ist in der tibetischen Medizin ein klarer Hinweis darauf, dass rLung gestört ist.

Bei Nervosität besteht meist ein Nebeneinander von krankhafter Erregbarkeit der seelischen Funktionen und einer sehr rasch eintretenden, körperlich spürbaren Erschöpfung. Hierzulande tritt sie so häufig auf, dass man sie fast als Zivilisationskrankheit bezeichnen könnte.

Richtiges Verhalten

An erster Stelle steht die Veränderung von Denk- und Verhaltensgewohnheiten, die die Entstehung von Nervosität begünstigen. Üben Sie sich in der Kunst des Genießens, um die innere Erregung durch positive Gefühle aufzulösen, und vermeiden Sie Stress und Reizüberflutung. Lange Spaziergänge in langsamem Tempo, mit kraftvoller Bewegung und einer nach außen gerichteten Konzentration, verringern nervöse Anspannungen.

Richtige Ernährung

Vor allem süße und salzige Nahrungsmittel sollten bevorzugt werden.

Energiepunktmassag und Wasseranwendungen

Vor allem die Massage der Punkte 1, 5, 3 und 12 ist sinnvoll (siehe Seite 134f.). Auch warme Bäder lösen nervöse Spannungen.

Meditation

Meditationen sollten nicht zu häufig, aber regelmäßig stattfinden.

Atemübungen

Die drei Atemübungen (siehe Seite 109) sollten nicht zu häufig, aber regelmäßig durchgeführt werden.

Schlafstörungen

Schlaf brauchen wir so dringend wie die Luft zum Atmen und noch nötiger als unsere tägliche Nahrung. Für unsere Gesundheit und alle regenerativen Prozesse benötigen wir entspannenden und tiefen Schlaf als lebenswichtige Erholungsmaßnahme. Die tibetische Medizin teilt Schlafstörungen in drei Gruppen ein: Einschlafprobleme, die durch zu viel rLung verursacht werden und verbunden sind mit schlafstörenden Ängsten und Sorgen, daneben Alpträume und Schlafstörungen aufgrund von Verdauungsbeschwerden durch ein mKhris-pa-Übergewicht sowie Bad-kan-Schlafstörungen, bei denen ein ständiges Kältegefühl das Einschlafen behindert.

Die typischen Schlafstörungen, die im Erwachsenenalter auftreten, sind Einschlafstörungen infolge von Aufregungen, Durchschlafstörungen aufgrund organischer Probleme und vorzeitiges Erwachen, was bei älteren oder depressiven Menschen besonders häufig vorkommt.

Richtige Ernährung

Die Ernährung sollte dem jeweiligen Energieproblem angepasst werden. Allgemein gilt, dass abends nicht schwer gegessen, nur wenig Gewürze verwendet und auf Kaffee, schwarzen Tee oder Nikotin verzichtet werden sollte.

Energiepunktmassage

Hier ist eine Massage der Punkte 2, 3, 8, 5 und 13 sinnvoll (siehe Seite 134f.).

Meditation

Man sollte nur morgens nach dem Aufstehen meditieren.

Atemübungen

Auch Atemübungen (siehe Seite 109) sollte man nur morgens nach dem Aufstehen ausüben.

Bewusstseinsübung

Die Bewusstseinsübung ist weitaus verträglicher als ein chemisches Schlafmittel – auf das man bei Schlafstörungen möglichst verzichten sollte.

Eine konkrete Einschlafhilfe ist eine Bewusstseinsübung. Diese sollten Sie im Bett liegend durchführen. Mit offenen Augen nehmen Sie ganz bewusst 4 Gegenstände war, achten auf 4 Geräusche und 4 innere Wahrnehmungen. Verkürzen Sie dies jeweils auf 3, auf 2, dann auf 1. Schließen Sie die Augen, und achten Sie erst 4-, dann 3-, dann 2-, dann 1-mal auf Ihre inneren Bilder, Klänge, Assoziationen und Gefühle. Sie gelangen durch diese Übung in eine leichte Trance, die Spannungen löst und das Einschlafen enorm erleichtert.

Trägheit

Ein Mangel an Energie in Körper, Geist und Seele kennzeichnet Menschen, die an Trägheit leiden. Die besondere Problematik dabei ist, dass die Betroffenen nicht genug Antrieb besitzen, um sich selbst aus ihrer Situation zu befreien. Jemand, der an Energiemangel und Trägheit leidet, benötigt viel Ruhe und Zeit, um an seinem Problem zu arbeiten. Wichtig ist für ihn die Gewissheit, dass er durch Beständigkeit, auch ohne großen Energieeinsatz, langsam Kraft sammeln und sein Problem schließlich überwinden kann.

Trägheit ist die charakteristische Folge eines Bad-kan-Überschusses. Die Verhaltensweisen, die mit der Lethargie einhergehen, vermehren ihrerseits Bad-kan. So entsteht ein Teufelskreis, durch den das eigentliche Problem immer schwerer zu überwinden ist.

Trägheit mag im eigentlichen Sinn nicht als Krankheit gelten, weil sie mehr als Geisteshaltung verstanden wird. Dennoch ist die körperliche und geistige Trägheit oft der Auslöser für Folgebeschwerden.

Richtiges Verhalten

Bestimmte Verhaltensweisen verringern Bad-kan. Vorteilhaft für träge Menschen sind kurze Schlafzeiten und frühes Aufstehen. Es empfiehlt sich, auf das Nickerchen zwischendurch zu verzichten und generell nicht tagsüber zu schlafen. Häufige und lange Spaziergänge geben auf angenehme Weise Kraft, die anhält, und vertreiben die Müdigkeit.

Richtige Ernährung

Noch wichtiger ist die passende Ernährung. Insbesondere scharfe und saure Speisen sind empfehlenswert. Heilsame Nahrungsmittel sind Knoblauch, Zwiebeln, Salate, Rohkost und viele Zitrusfrüchte. Milchprodukte sollten dagegen weitgehend vermieden werden.

Energiepunktmassage

Die Massage bestimmter Energiepunkte hilft dabei, das Übermaß an Bad-kan zu verringern. Die besten Punkte sind 1, 2, 6, 9 und 10 (siehe Seite 134f.).

Atemübungen

Sehr wichtig sind die Atemübungen (siehe Seite 109), die mindestens 3-mal täglich regelmäßig, bei Bedarf gerne auch noch häufiger, durchgeführt werden sollten.

Übergewicht

Obwohl ein paar Pfunde zu viel an sich nicht krankhaft sind, ist Übergewicht doch ein Risikofaktor, der die Entstehung zahlreicher Erkrankungen begünstigt. Hierzulande gelten immerhin etwa 40 Prozent der Bevölkerung als übergewichtig. Abgesehen von wenigen krankhaften Ausnahmen, entsteht Übergewicht dadurch, dass wir zu viel und vor allem zu fett essen.
Übergewicht tritt nach Ansicht der tibetischen Medizin auf, wenn zu viel Bad-kan vorhanden ist.

Richtige Ernährung

Üben Sie beim Essen Ihre Achtsamkeit und Genussfähigkeit. Kauen Sie jeden Bissen gründlich, und lassen Sie sich Zeit. Auch die Ernährungsgewohnheiten sollten Sie allmählich ändern: Bittere und scharfe Nahrungsmittel wirken günstig. Auf Fleisch und Salz sollte man möglichst verzichten.

Heiltrunk

Mischen Sie 1/2 Liter Wasser mit 3 Teelöffeln Honig und 2 Teelöffeln einer Mischung aus Kurkuma, Pfeffer, Anissamen und Vanille. Trinken Sie regelmäßig 1 kleines Glas vor jeder Mahlzeit.

Eine klare Abgrenzung vom Übergewicht zur Fettsucht (Adipositas) gibt es nicht. Je mehr das Körpergewicht über das normale Maß hinausgeht, desto ungünstiger wirkt es sich auf die Gesundheit aus.

Energiepunktmassage

Eine Energiepunktmassage kann den Heißhunger dämpfen. Massieren Sie dazu die Punkte 1, 2, 4, 15 und 16 (siehe Seite 134f.). Vor allem der Handmittelpunkt ist sehr wirksam und sollte jedesmal stimuliert werden, wenn Hungergefühle auftauchen.

Atemübungen

Mit Hilfe der Atemübungen (siehe Seite 109) wird der Organismus aktiviert und überschüssiges Fett schneller verbrannt. Führen Sie sie regelmäßig bis zu 5-mal täglich durch, allerdings nicht unmittelbar vor dem Schlafengehen.

Visualisierungsübung

Auch Visualisierungen können Sie dabei unterstützen, Gewicht zu verlieren. Nehmen Sie sich mehrmals täglich 5 Minuten Zeit dafür, eine strahlend weiße Energie zu visualisieren, die Ihren gesamten Körper durchdringt, neue Kraft gibt, die Körperzellen reinigt und das Fett zum Verschwinden bringt.

Verstopfung

Eine der Hauptursachen für Verstopfung und einen schwachen Stoffwechsel sind Bewegungsmangel und eine unausgewogene Ernährung mit einem Mangel an Vital- und Ballaststoffen sowie einem Überschuss an tierischen Fetten. Verstopfungen versucht man oft mit Abführmitteln beizukommen, die jedoch nur kurzfristig Erleichterung bringen. Langfristig gesehen verstärken diese Mittel das Problem jedoch nur, da die Eigenaktivität des Darms dadurch noch weiter gelähmt wird.

Abgesehen von den bereits genannten Ursachen sind vor allem auch seelische Faktoren Auslöser für Verstopfung. Besonders eine verkrampfte, angespannte Lebenshaltung, aber auch die Verdrängung von Problemen sowie ein »Festhalten« an bestimmten Situationen oder Menschen kann auf körperlicher Ebene zu Darmträgheit führen.

Die tibetische Medizin kennt drei Formen der Verstopfung: Bei zu viel rLung hat der Stuhl die Form von kleinen, trockenen Bällchen; bei einem mKhris-pa-Überschuss ist der Stuhl sehr trocken, und es kommt zu Unterleibsschmerzen; die Symptome einer Bad-kan-Verstopfung sind Völlegefühl und Blähungen, oft auch begleitet von leichten Bauchkrämpfen.

Hält die Verstopfung mehrere Tage lang an und treten zusätzlich Schmerzen im Bauch, Erbrechen und Kreislaufbeschwerden auf, so kann ein Darmverschluss vorliegen. Verständigen Sie in diesem Fall sofort den Notarzt.

Richtige Ernährung

Neben reichlicher Bewegung ist eine Ernährungsumstellung am wichtigsten und wirkungsvollsten. Sie sollte immer das jeweils zugrunde liegende Energieproblem berücksichtigen. Regelmäßige und leichte Kost ist jedoch allgemein sinnvoll. Schwer verdauliche Milchprodukte sollte man eher meiden. Ebenso gilt bei Verstopfung, dass man über den Tag ausreichend trinken sollte. Empfehlenswert sind Gewürztees mit Pfeffer und Anis.

Massage

Eine »warme Massage« um den Bauchnabel herum hilft in den meisten Fällen recht gut. Noch wirkungsvoller ist sie, wenn man sie mit einer Energiepunktmassage der Punkte 11, 13, 15 und 16 (siehe Seite 134f.) verbindet.

Atemübungen

Die Atemübungen (siehe Seite 109) sollten auf jeden Fall 2-mal täglich, morgens und nachmittags, durchgeführt werden.

Aussprache der tibetischen Worte

Die tibetische Sprache gehört zur selben Sprachfamilie wie das Chinesische und hat, wie andere asiatische Sprachen auch, die Besonderheit, dass für die Bedeutung eines Lauts auch seine Tonhöhe entscheidend ist.

In der tibetischen Sprache werden zudem Laute verwendet, die in unserer Sprache nicht existieren. Es wird hier kaum möglich sein, die wirklich korrekte Aussprache des Tibetischen zu erläutern, doch kann man durchaus lernen, die tibetischen Begriffe zumindest annähernd richtig auszusprechen.

Im Glossar finden Sie die meisten Begriffe, die in diesem Buch auftauchen. Vielleicht interessiert es Sie aber auch, wie die Aussprache mit der Schreibung zusammenhängt. Dazu gibt es einige grammatikalische und phonetische Richtlinien.

Die nebenstehenden Regeln geben nur die wichtigsten Grundlagen wieder. Um die im Buch verwendeten Begriffe auch annähernd richtig auszusprechen, wurden sie im Glossar auf Seite 171 mit Übersetzung und Aussprache aufgelistet.

Im Folgenden wollen wir Ihnen die wichtigsten Regeln des Tibetischen darstellen:

1 Die klein geschriebenen Buchstaben am Anfang eines Worts werden nicht gesprochen: »rLung« wird demnach also »lung« ausgesprochen.

2 Die Konsonanten »d«, »l« und »s« sind stumm, wenn sie am Ende eines Worts auftreten; d.h., sie werden nicht ausgesprochen. »Lugs« wird also »lug« gesprochen.

3 Die Vokale »a«, »o« und »u« werden zu »ä«, »ö« und »ü«, wenn »n«, »d«, »l« oder »s« auf sie folgt. Zusammen mit der zweiten Regel ergibt sich also: »an«, »on« und »un« werden zu »än«, »ön« und »ün«; »ad«, »al« und »as« werden zu »ä«; »od«, »ol« und »os« zu »ö«; »ud«, »ul«, »us« zu »ü«.

4 Das »b« wird so weich gesprochen, dass es wie ein »w« klingt. »Bad-kan« wird also zu »wäkän«.

5 Das »s« wird »sch« ausgesprochen, wenn es am Anfang steht.

6 Das »z« wird als stimmloses »dsch« (wie in »Journal«) ausgesprochen.

7 »ch«, »c«, »py« und »phy« werden wie »tsch« ausgesprochen.

8 »j« und »by« werden wie »dsch« ausgesprochen.

9 »my« wird wie »nj« ausgesprochen.

10 »kr«, »pr«, »khr« und »phr« werden im Tibetischen wie ein »t« ausgesprochen.

11 »gr«, »dr« und »br« werden im Tibetischen wie ein weiches »d« ausgesprochen.

Glossar

Tibetisch	Aussprache	Deutsch
'Byor-byed	dschordschän	Verbindendes Bad-kan
'Ju-byed	dschudschän	Trennendes mKhris-pa
Bad-kan	wäkän	Schleim
Bardo Thödol	bardo tödol	Das Tibetische Totenbuch
bLama	lama	Lama
Bon	bön	Die alte Religion Tibets
bSka-ba	schkawa	Herb
Chu	tschhu	Wasser
gShen	schen	Schamane
gSoba Rig-pa	sowa rigpa	Heilkunst
gTimug	timug	Unwissenheit
Gyen-rgyu	dschengju	Aufsteigendes rLung
Gyu kyen	gjukjen	Krankheitsursachen
Kha-ba	kawa	Bitter
Kyab-bye	jadsche	Durchdringendes rLung
Lan-tsa	lätsa	Salzig
mDang-sgyur	dangju	Farbgebendes mKhris-pa
mDog-sel	dogsä	Klärendes mKhris-pa
Me	me	Feuer
Me-mnyang	menjang	Wärmendes rLung
mKhris-pa	tripa	Galle
mNgar	gaar	Süß
mYag-byed	njadschä	Vermischendes Bad-kan
Myong-byed	njongdschä	Erfahrendes Bad-kan
Nankhu	näku	Raum
Nyipa	dschipa	Fehler
rGyud-bzhi	gjüschi	Die Vier Tantras
rLung	lung	Wind
rTen-byed	tendschä	Unterstützendes Bad-kan
Sa	scha	Erde
sDog-chags	dotschag	Begierde
sGrub-byed	dudschä	Bewirkendes mKhris-pa
sKyur	kjur	Sauer
sRog-dzhin	rodschin	Bewahrendes rLung
Thong-byed	tongdschä	Sehendes mKhris-pa
Thur-sel	turschä	Absteigendes rLung
Tsa-ba	tschawa	Scharf
Tsim-byed	tschimdschä	Befriedigendes Bad-kan
Zhe-sdag	dschäda	Hass

Literatur

Baker, Ian A.: The Tibetan Art of Healing. Thames and Hudson. London 1997

Cavelius, Andrea-Anna/Frohn Birgit: Gesund und schön durch Ayurveda. Südwest Verlag. München 1997

Cavelius, Andrea-Anna/Cavelius, Alexandra/Li Wu: Praxisbuch Chinesische Medizin. Ludwig Verlag. München 1998

Choedrak, Tenzin: Ganzheitlich leben und heilen. Herder Verlag. Freiburg 1994

Clifford, T.: Tibetan Buddhist Medicine and Psychiatry. Aquarian Press. Wellingborough 1984

Dalai Lama: Den Geist erwecken, das Herz erleuchten. Knaur Verlag. München 1996

Dhonden, Y.: Gesundheit durch Harmonie. Einführung in die tibetische Medizin. Diederichs Verlag. München 1990

Govinda, A.: Grundlagen tibetischer Mystik. O. W. Barth Verlag. München 1982

Lobsang, G.: Das Tibetische Buch der Toten. O. W. Barth Verlag. München 1977

Qusar, N./Sergent, J.-C.: Tibetische Medizin und Ernährung. Knaur Verlag. München 1997

Schwarz, Aljoscha A./Schweppe, Ronald P.: Heilen mit Gewürzen. Delphi Verlag. München 1997

Schwarz, Aljoscha A./Schweppe, Ronald P.: Tao und Unsterblichkeit. Irisiana Verlag. München 1998

Schwarz, Aljoscha A./Schweppe, Ronald P.: Vom inneren Wohlstand. Herbig Verlag. München 1997

Sogyal, Rinpoche: Das tibetische Buch vom Leben und Sterben. O. W. Barth Verlag. München 1993

Söpa, G. L./Hopkins, J.: Der Tibetische Buddhismus. Diederichs Verlag. München 1991

Thondup, T.: Die heilende Kraft des Geistes. Delphi Verlag. München 1997

Thurn, Martin: Tibetisches Yoga, Tantra und Meditation. Tibetischer Studienverlag. Erding 1996

Tsarong, T.: Fundamentals of Tibetan Medicine. Tibetan Medical Centre. Dharamsala 1981

Über die Autoren
Aljoscha A. Schwarz ist Heilpraktiker und Diplompsychologe. Er arbeitet als Autor und Seminarleiter mit den Schwerpunkten Gesundheit, Psychologie, Philosophie und Pädagogik.
Ronald P. Schweppe ist Psychotherapeut, Meditationslehrer und freier Autor.
Beide Autoren sind durch zahlreiche Veröffentlichungen sowie durch Funk und Fernsehen als Experten für alternative Heilmethoden bekannt.

Hinweis
Das vorliegende Buch ist sorgfältig erarbeitet worden. Dennoch erfolgen alle Angaben ohne Gewähr. Weder Autoren noch Verlag können für eventuelle Nachteile oder Schäden, die aus den im Buch gemachten praktischen Hinweisen resultieren, eine Haftung übernehmen.

Bildnachweis
all Over, Kleve: U1/Einkl. re. (Jörg Lantelmé); Bildagentur Rainer Binder, München: U1/Einkl. Mi.; Bilderberg, Hamburg: 113 (Nomi Baumgartl), 124 (Wolfgang Kunz), 139 (Max Vision); Das Fotoarchiv, Essen: 131 (Nik Wheeler); Südwest Verlag, München: U1/Einkl. li., 79 (Karl Newedel), 109 (Michael Nagy); Tony Stone, München: U1/Fond (Alan Kearney); Tsering Tashi, Dartsedo: 14, 22, 31, 36, 55, 63, 71, 105, 153

Impressum
© 1998 W. Ludwig Buchverlag GmbH in der Verlagshaus Goethestraße GmbH & Co. KG, München

Alle Rechte vorbehalten. Nachdruck – auch auszugsweise – nur mit Genehmigung des Verlags.

Redaktion:
Andrea-Anna Cavelius
Projektleitung:
Sybille Schlumpp
Redaktionsleitung und medizinische Fachberatung:
Dr. med. Christiane Lentz
Bildredaktion:
Sabine Kestler
Produktion:
Manfred Metzger
Umschlag:
Till Eiden
Layout:
Wolfgang Lehner
DTP/Satz:
Klaus-Manuel Rehfeld
Druck und Bindung:
Westermann Druck Zwickau GmbH, Zwickau

Printed in Germany

Gedruckt auf chlor- und säurearmem Papier

ISBN 3-7787-3684-1

Register

Achtfacher Pfad 51, 106
Aderlass 104, 129ff.
Aggression 50, 54, 60, 70, 103, 106, 110
Ägypten 18f.
Akupunktur 16f., 103f., 129f.
Alexandria 19f.
Alter 58
Amputationen 128
Anabolismus 39, 44
Ängste 138
Arthritis 157
Arzt
– als Apotheker 150
– als spirituelles Vorbild 103
– tibetischer 67
Asthma 137, 158
Astrologie 59f.
Atem 109f.
Atemübungen 109f., 158ff.
Atmung, reinigende 104
Ayurveda 15, 39

Bad-kan (Die erhaltende Kraft) 38, 44ff., 54, 61, 74ff., 82, 87f., 99ff., 107f., 110ff.
Bad-kan-Störungen 55
Bäder 132, 137, 161
Bardo Thödol → Totenbuch, tibetisches
Bardo-Erfahrungen 62
Bardo-Zustand 63
Bauchatmung 141
Begierde 49f., 54, 56, 70, 103, 106, 110
Bergtypus 81, 89f.
Bewegung 111f.
Bewusstsein 40, 46
Bewusstseinsübung 166
Bitter (Geschmacksrichtung »Kha-ba«) 117f.
Bo-pa (Priester der Bon-Religion) 12
Bon-Religion 11ff., 24, 26
Brahma (Schöpfergott) 15
Buddha 12ff., 21
Buddhismus 9f., 13ff., 23f., 26f., 48f., 67, 70, 103, 138

Buddhistisches Leben 104
Byor-byed (Verbindendes Bad-kan) 46

China 16f., 22f., 27
Chirurgie, kleine → Wundheilung
Choleriker 38

Dalai Lama 27ff.
Dämonen 61
DBU (Deutsche Buddhistische Union) 9
Denken, Fühlen, Handeln 106
Denken
– richtiges 79
– unangemessenes 56f.
Depressionen 159
Dharamsala 31
Dhung-gi Thor-chock (tibetischer Arzt) 21
Diabetes mellitus 73
Diagnosemethoden 70ff.
Disharmonien auflösen 51
Durchfall 160

Edelsteine 149, 153
Eigenurin 149
Einflüsse, ungünstige kosmische 59f.
Einfühlungsvermögen 105
Einheit von Körper, Seele, Geist 8, 33
Einreibungen 137, 161
Einsamkeit 107f.
Eisentypus 81, 87f.
Elemente, fünf 34ff., 47, 82, 115
Elementenlehre, chinesische 16f., 44
Energiepunktmassage, tibetische 9, 104, 133, 157ff.
Energierad 47f., 82f.
Epilepsie 129
Erde (Element) 34f., 38, 44, 47, 63, 115
Erkältungskrankheiten 137, 161f.
Ernährung 76, 78f., 104, 112, 114ff., 157f.
– gesunde (sieben Regeln) 125f.
– harmonische 125ff.
– selbst zusammenstellen 124
– unangemessene 57f.
Ernährungslehre 9, 115

Fehler, drei 54
Fersensitz 142f.
Festhalten an Vergänglichem 49f.
Feuer (Element) 34, 36ff., 47, 63, 115
Fieber 131, 162
Fleisch 126
Frustration 50

Galen von Pergamon 20
Ganzheitlichkeit 33, 70
Gebete 104, 138
Gehen, richtiges 111f.
Gelbmützenorden 27
Gemüse 126
Geschmacksrichtungen 45, 115ff.
– und die drei Prinzipien 119
– und die fünf Elemente 115
Geselligkeit 107f.
Gesundsein, Bedeutung 77
Getreide 126
Gewürze 127
Gleichgewicht, inneres 39
Glossar 171
Grundprinzip der Elemente 34
Grundsubstanzen des Körpers 41
gShen (höchster Lehrer) 12, 21
gSoba Rig-pa (Wissen vom Heilen) 9, 32
Gyen-rgyu (Aufsteigendes rLung) 41
Gyu-kyen (Die Krankheitsauslöser) 56ff.

Handauflegen 147
Hautprobleme 163
Heilen, spirituelles 139
Heilkräuter 31, 104
Heilkunst
– chinesische 8, 21
– indisch-ayurvedische 8, 21
– schamanische 8
Heilkünste, asiatische 8
Heilmethoden, alternative 8
Heilmittel, pflanzliche 104
Heilpflanzen sammeln 150ff.
Heilsubstanzen 149
Heiltrunk 168
Heilweisen, spirituelle 147
Herb (Geschmacksrichtung, »bsKa-ba«) 119
Hippokrates 19, 67f., 76, 137

Hippokratische Ethik 68
Hitzekrankheiten 150ff.
Honigmilch 161
Huang-Di (Gelber Kaiser) 16
Hülsenfrüchte 127
Hypertonie 72

I Ging (Buch der Wandlungen) 16
Ich-Definition 50
Illusion 110
Imhotep 18f.
Immunsystem 56
Indien 13, 22f.
Inhalation 161
Intuition 45

Johanneskraut 61
Ju-byed (Trennendes mKhris-pa) 42
Juwelenpillen 154f.

Kältekrankheiten 150f., 153
Kapha 15, 39
Karma 60ff.
Katabolismus 39
Khyab-byed (Durchdringendes rLung) 41
Klares Urlicht 63ff.
Kleine Chirurgie 128ff.
Klima 59, 107
Kneippkuren 137
Konfuzianismus 16
Konfuzius 12
Konstitution
– allgemein 58f., 78f.
– geistig-seelische 84, 86, 88, 90, 93
– körperliche 83, 85, 87, 89, 91, 93
Konstitutionsbestimmung 96ff.
– Auswertung 100f.
– Test 96ff.
Konstitutionstypen 81ff., 108
Kontrollzyklus 17
Kopfschmerzen 164
Körper als »Fahrzeug« 77
Kräutermedizin, tibetische 148ff.
Krankheitsauslöser → Gyu-kyen
Kräuterpillen 75
Krebs 73, 130
Küchenkräuter 127
Kühl (Potenz) 11

Lähmungen 130
Lamaismus 23, 26f.
Laotse 12, 16
Lebensführung 9
Lebensumstände 106ff.
Leicht (Potenz) 121
Leiden im Leben 48f.
Lichtmeditation 143
– bei übermäßigem Bad-kan 145
– bei übermäßigem mKhris-pa 144
– bei übermäßigem rLung 144
Lotossitz 143
Luft (Element) 34, 37f., 47, 63, 115

Mahayana-Buddhismus (»großes Fahrzeug«) 9, 23
Mantras 104, 130, 138, 146
Massage 75, 104f., 132ff.
– bewegende 136
– lange 136
– warme 136, 169
Massageformen, tibetische 133ff.
Massagepaste 133
Massagepunkte 134f.
Massagevorbereitungen 136
mDang-sgyur (Farbgebendes mKhris-pa) 43
mDog-sel (Klärendes mKhris-pa) 43
Me-mnyam (Wärmendes rLung) 41
Medikamente 104
– Herstellung 152f.
Meditation 9, 39, 53, 82, 104f., 140ff., 158ff.
– als innere Sammlung 140
– richtige körperliche Haltung 142
– tägliche Übung 145
– und Heilung 141
– und Konzentration 140f.
– und spirituelle Therapie 138ff.
Meditationsvorbereitungen 141f.
Medizin, tibetische
– als Heilkunst 33
– Anfänge 12
– Behandlungsformen 103ff.
– Einzigartigkeit 8
– Entstehung 21f.
– Höhepunkt 23f.
– theoretischer Hintergrund 55

– Therapieformen 104
– wissenschaftlicher Austausch 22
Megalithkulturen 11
Meridiane 17, 133
Metabolismus 39
Milchprodukte 127
Mineralbäder 137
Mineralien 149, 153
mKhris-pa (Die wärmende Kraft) 38, 42f., 46f., 54, 61, 74ff., 82, 85f., 98, 100f., 106, 108, 111ff.
mKhris-pa-Störungen 54
Möglichkeiten, pulsdiagnostische 73
Molke-Honig-Trunk 158
Mondtypus 81, 91f.
Morgenurin 74
Moxibustion → Wärmeakupunktur
Myag-byed (Vermischendes Bad-kan) 45
Myong-byed (Erfahrendes Bad-kan) 45

Nadelakupunktur 104, 129
Nahrungsmittel
– und Heilmittel 123f.
– und ihre Eigenschaften 126ff.
– verschiedener Geschmacksrichtungen 115ff.
Naturmedizin 8
Nei Jing (Kanon der Medizin) 16
Nepal 23, 26
Nervosität 165

Obst 127
Ölig (Potenz) 121f.
Operationen, Notwendigkeit von 128

Padma 28
Padmasambhava (buddhistischer Lehrer) 23f., 26, 62
Palpation 18
Paracelsus 61
Philosophie 8f.
Phlegma 38
Pitta 15, 39
Potala 28
Potenzen 120ff.
Prinzipien, drei 38ff., 119, 122
Psyche 139

Psychoneuroimmunologie 56, 139
Psychosen 129
Psychosomatik 139
Psychotherapie 33
Pulsdiagnose 15, 71ff.

Qi (Lebensenergie) 17
Qi Gong 16f.

Rau (Potenz) 121
Raum (Element) 34, 37, 115
Rechte Achtsamkeit 53
Rechte Anschauung 53
Rechte Versenkung 53
Rechtes Denken 51f.
Rechtes Handeln 52
Rechtes Leben 52f.
Rechtes Reden 52
Rechtes Wollen 52
Reinkarnation → Wiedergeburt
rGyud-bzhi (vierteiliger Klassiker) 24ff., 28, 61, 125, 132, 149
Rituale 104, 147
– beim Sammeln von Heilpflanzen 151f.
rLung (Die bewegende Kraft) 38ff., 40f., 46f., 54, 61, 74ff., 82ff., 97, 100f., 107f., 110f., 113f.
rLung-Störungen 54
rTen-byed (Unterstützendes Bad-kan) 45
Rückenschmerzen 131

Säftelehre, griechische 38f., 42, 44
Salzig (Geschmacksrichtung »Lan-tsa«) 117
Sanguiniker 38
Sauer (Geschmacksrichtung, »sKyur«) 116f.
Schamanen 11f., 23
Scharf (Geschmacksrichtung, »Tsa-ba«) 118f.
Schlaf, gesunder 112f.
Schlafgewohnheiten 76
Schlafstörungen 166
Schlaganfall 129
Schneidend (Potenz) 122
Schneidersitz 142
Schrift, tibetische 22
Schröpfen 104, 129

Schülersitz 143
Schulmedizin 8, 32
Schwangerschaft 78f.
Schwer (Potenz) 120
Sehen/Fühlen/Hören 71
Selbstbehandlung 84, 86, 88, 90, 92, 94f., 104
Sexualität 76
Sexualorgane 41
sGrub-byed (Bewirkendes mKhris-pa) 43
Siddharta 13
sim-byed (Befriedigendes Bad-kan) 46
Sinne, fünf 46
Sonnetypus 81, 93f.
Spiritualität 8
Spurenelemente 57
Srog-dzhin (Bewahrendes rLung) 40
sRong Deu-tsen 23
Sterndeutung → Astrolgie
Stilletypus 81, 95f.
Stoffwechsel 83, 85, 87, 89, 91
Stumpf (Potenz) 122
Sturmtypus 81, 83f.
Süß (Geschmacksrichtung, »mNgar«) 115f.

Tai Chi Chuan 16
Tantras 24ff., 28
Tao Te King 16
Taoismus 16
TCM (traditionelle chinesische Medizin) 16
Thales von Milet 12, 19
Therapieformen, äußerliche 132ff.
Theravada-Buddhismus (»Lehre der Alten«) 9
Thong-byed (Sehendes mKhris-pa) 43
Thur-sel (Absteigendes rLung) 41
Tibet, Geschichte 11ff., 21f., 26ff.
Tibetan Medical & Astro Institute (TMI) 31
Tibetische Ethik 69
Tigerbalsam 137
Tod l62ff.
Totenbuch, tibetisches (Bardo Thödol) 23f., 62ff.
– drei Abschnitte 64f.

Trägheit 167
Traumdeutung 76f.
Trauminhalte, charakteristische 76
Tuberkulose 73

Übergewicht 116, 168
Umschläge 132, 137
Unterbewusstsein 40, 46
Unwissenheit 54, 60, 70, 103, 106
Urindiagnose 15, 74f.

Vairocana (Übersetzer) 24
Vata 15, 39
Veden (heilige Schriften) 13, 15
Verdauungsprozess 114
Verdauungsstörungen 137
Verhalten
– jahreszeitliches 106f.
– richtiges 79, 104, 106ff.
– sexuelles 113
– spontanes 106f.
– unangemessenes 58
Versorgungszyklus 16f.
Verstopfung 169
Vier Edle Wahrheiten 14, 48ff.
Visualisierungen 109, 139, 143ff., 158ff.
Vitamine 57
Vollkommenheit (Idealbild) 82

Wahrnehmungen, innere/äußere 40, 46
Wandlungsphasen, fünf (Wu Xing) 16
Warm (Potenz) 121
Wärmeakupunktur 75, 103f., 130
Waschungen 132, 137, 161
Wasser (Element) 34ff., 38, 44, 47, 63
Wasseranwendungen 104, 161
Wetterfühligkeit 107
Wiedergeburt 62ff.
Wolkentypus 81, 85f.
Wundchirurgie 128

Yoga 13
Yuthok Yonten Kong-po 23f.
Yuthok, der Jüngere 26

Zungendiagnose 15, 75

Friedrich Bölicke